Radiografía simple de aparato urinario en la práctica urológica.

Dr. Jorge Clavijo Eisele, FEBU.

Editor: Dr. Jorge Clavijo Eisele, FEBU.

Contribuyen: Mr. Raja Marimuthu MRCS, Mr. Graham Watson FRCS, Mr. Prateek Verma FRCS, Mr. William Lawrence FRCS, Mr. Peter Rimington FRCS.

Director de publicación y proyecto: Dr. J. Clavijo Eisele.

Impresión: CreateSpace. North Charleston, SC. USA.

Editorial: Urology Solutions Publishing.

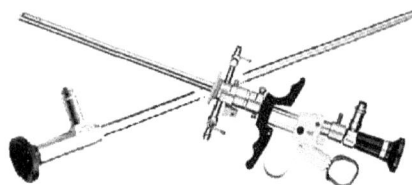

Urology Solutions Publishing

ISBN: 978-0-9931760-5-0

Dedicatoria.

A mi familia.

Al equipo de Urología del Hospital de Eastbourne, Reino Unido, del 2004.

Índice de capítulos.

Introducción.

Si usted quiere trabajar rápida y efectivamente con pacientes urológicos usted necesitará imágenes adecuadas. Una radiografía de aparato urinario simple es una de las más viejas y menos invasivas formas de conseguir imagen del aparato urinario.

Este libro le ayudará a optimizar el uso de una radiografía simple del aparato urinario, también lo llevará a entender cómo este estudio lo ayuda a resolver problemas ya tomar decisiones en la práctica urológica diaria.

Radiografía simple de aparato urinario en la práctica urológica.

"Ganar libertad es ganar simplicidad."
Joan Miró i Ferrà.

Capítulo 1. Indicaciones de una radiografía simple de aparato urinario.

Este simple estudio radiológico puede ser el primer paso de una Urografía de Excreción (UDE), o un estudio por sí mismo.

Implica la exposición del abdomen y pelvis del paciente, con ligera angulación, a una dosis única de rayos X que va a producir una radiografía simple. La dosis de radiación es en promedio 0.664 rems[1].

En una radiografía simple de aparato urinario al igual que en una radiografía de abdomen o radiografía de tórax uno puede diferenciar imágenes en escala de grises. La información obtenida por el estudio puede ser suficiente para tomar decisiones y en algunos casos decidir sobre el manejo del paciente o su seguimiento.

El objetivo de la radiografía es mostrar información sobre el tracto urinario y también sobre el contenido abdominal y las estructuras osteo-musculares.

Como cualquier otro estudio, una radiografía simple de aparato urinario debe ser solicitada para responder una pregunta clínica específica[2]. Es crítico recordar que la realización implica la exposición (aunque baja) a radiación ionizante, la cual es acumulativa. La radiación ionizante tiene efectos permanentes sobre los tejidos biológicos, así que el balance beneficio/desventajas tiene que ser considerado y discutido con el paciente siempre que sea posible, en una forma adecuada. La elección y frecuencia de estudios radiológicos subsiguientes deben de ser guiadas por el curso clínico[3].

Indicaciones usuales:
- Cólico nefrítico.[4] [5]
- Seguimiento de cálculos urinarios radiopacos.[6]
- Abdomen agudo.
- Dolor agudo lateralizado.[7]
- Control de posición de drenajes (catéter doble J y nefrostomía).
- Evaluación de cuerpos extraños radiopacos.

Contraindicaciones:
- Embarazo (relativa)
- Cálculos radio lúcidos conocidos

Capítulo 2. Técnica.

Desde el punto de vista técnico la radiografía debe incluir las últimas dos costillas y toda la sínfisis púbica y debe estar correctamente centrada.

Debe estar adecuadamente penetrada para que los diferentes grados de grises den la mayor información posible. Estos grados de grises deben permitir diferenciar adecuadamente los distintos tejidos blandos que conforman la región (riñón, sombra hepática, bazo y psoas) y el esqueleto.

Antes de la exposición el paciente debe sacarse toda la ropa y artículos de joyería que puedan interferir con el estudio. Las sombras que se originan en la superficie del cuerpo (cómo vendajes, ropa, botones y hebillas) deben ser evitadas. Cualquier fragmento de material que absorbe radiación (en particular metales) producirá un cambio en la imagen y la consecuente degradación de la información obtenible.

La radiografía simple aparato urinario (que incluye el riñón, uréter y la vejiga) es una parte indispensable de la secuencia de una urografía de excreción. Esta imagen debe ser obtenida con la técnica apropiada (65 a 75 kV, alto mili amperaje -30 a 40 mAs-, y tiempo de exposición breve) para maximizar el contraste propio de los tejidos blandos y optimizar la visualización de lesiones que contengan calcio.

El paciente debe orinar inmediatamente antes de hacerse el examen y sacarse todos los artículos de joyería o colocarlos fuera del área de examen de la radiografía. Luego debe acostarse sobre su espalda en la mesa de radiología. No debe haber rotación del hombro ni de la pelvis. Los brazos del paciente deben estar a los costados y alejados del cuerpo.

Una placa de protección gonadal puede ser usada en los hombres. En este caso la parte superior de la placa debe estar debajo de la sínfisis púbica, protegiendo los testículos.

Dos radiografías pueden ser necesarias si el paciente es alto u obeso. La exposición a los rayos X se hace durante la expiración. Esto mueve el diafragma a su posición superior y resulta en una mejor visualización de los contenidos abdominales.

La radiografía es habitualmente realizada en la posición de decúbito dorsal (supina), pero si los problemas del paciente sugieren un neumoperitoneo, extravasación urinaria, etc., otras imágenes adicionales pueden ser hechas en otros decúbitos o de pie.

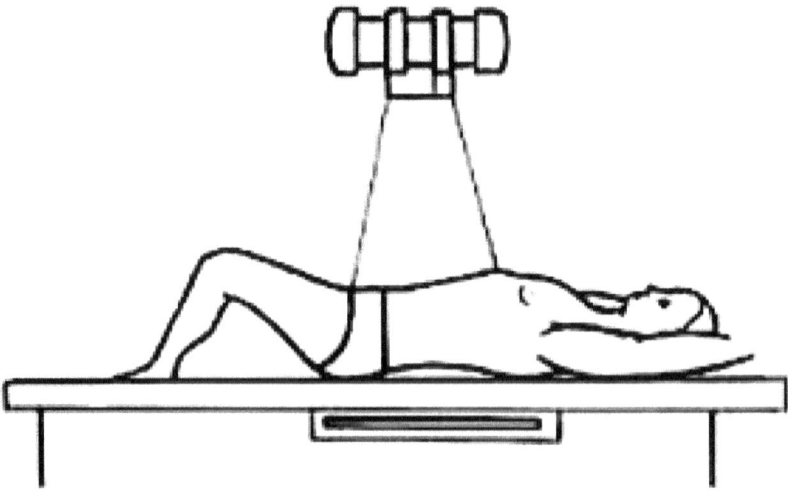

Fig. 2.1. Imagen posición sobre mesa de radiología. Ubicación del film y del generador de rayos.

Capítulo 3. Análisis de la radiografía.

"Usted no encontrará algo, si no sabe que es lo que tiene que buscar."

Para analizar la radiografía el siguiente sistema lo ayudará a saber qué tiene que buscar:

A.   Sistema osteo-muscular.

1.   Huesos.

Busque suturas metálicas, tornillos y clavos que puedan indicar tratamientos previos, también busque fracturas y metástasis osteoblásticas (más blancas) y osteolíticas (más oscuras) particularmente en el esqueleto axial. Las sombras de los cartílagos costales calcificados y las apófisis transversas de las vértebras lumbares.

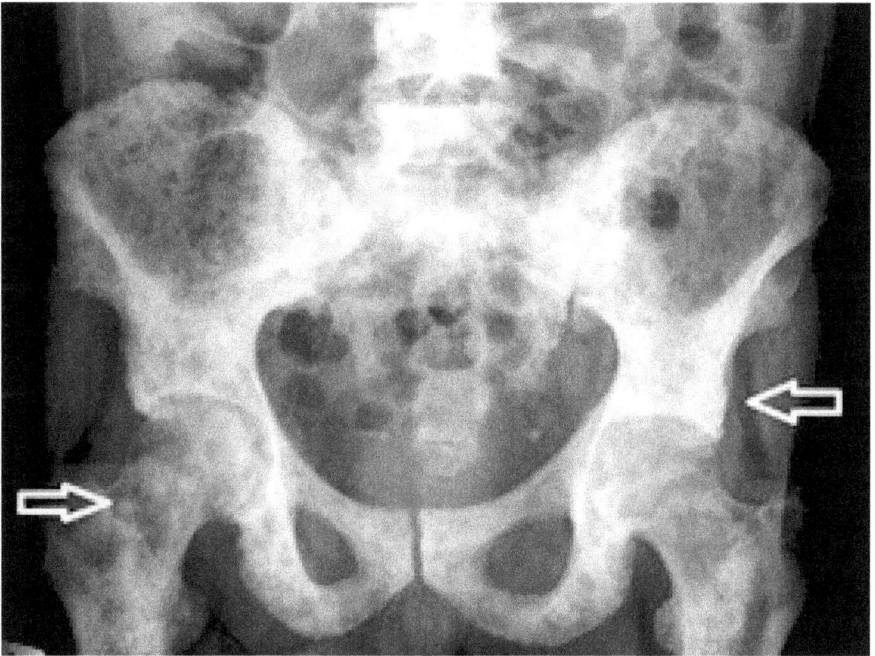

Fig. 3.1. Múltiples metástasis osteoblásticas (radio-opacas) de cáncer de próstata (flechas blancas).

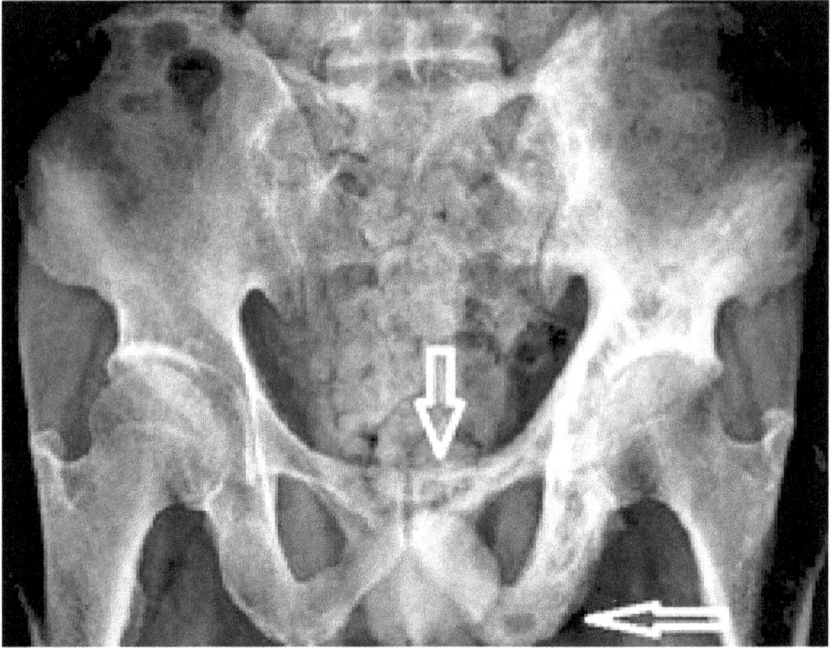

Fig. 3.2. Múltiples metástasis osteolíticas (radiolúcidas).[8]

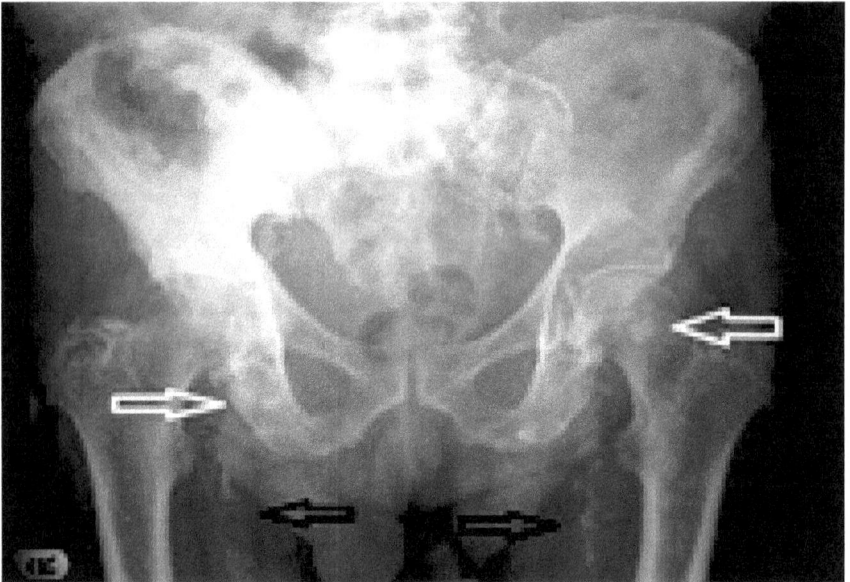

Fig. 3.3. Múltiples metástasis osteoblásticas de cáncer de próstata (flechas blancas). Calcificaciones de las arterias femorales (flechas negras).

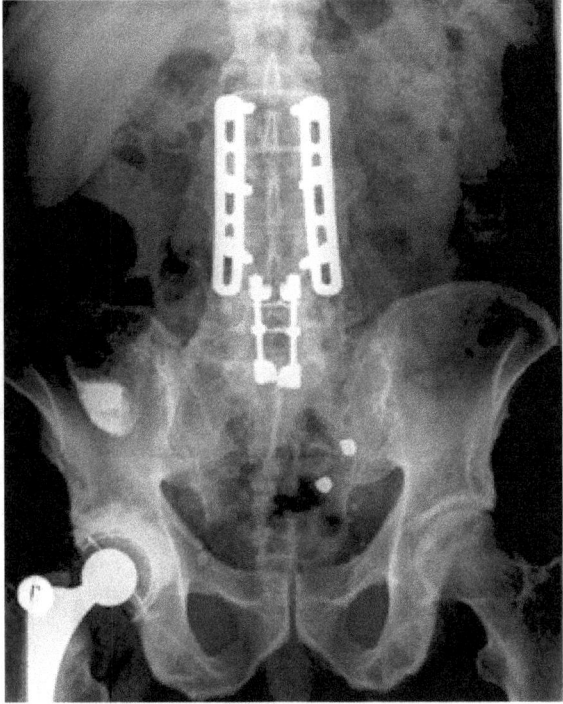

Fig. 3.4. Fijación de la columna lumbar (placas y tornillos). Prótesis de cadera derecha y calcificaciones extra-urinarias.

Columna vertebral: escoliosis, cambios degenerativos como destrucción o listesis, osteofitos, disrrafismo espinal y su nivel.

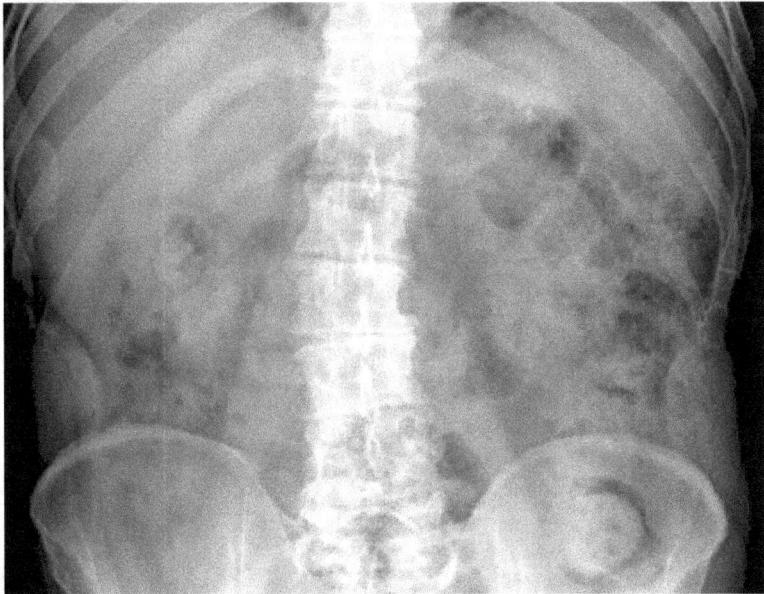

Fig. 3.5. Escoliosis de columna dextro convexa.

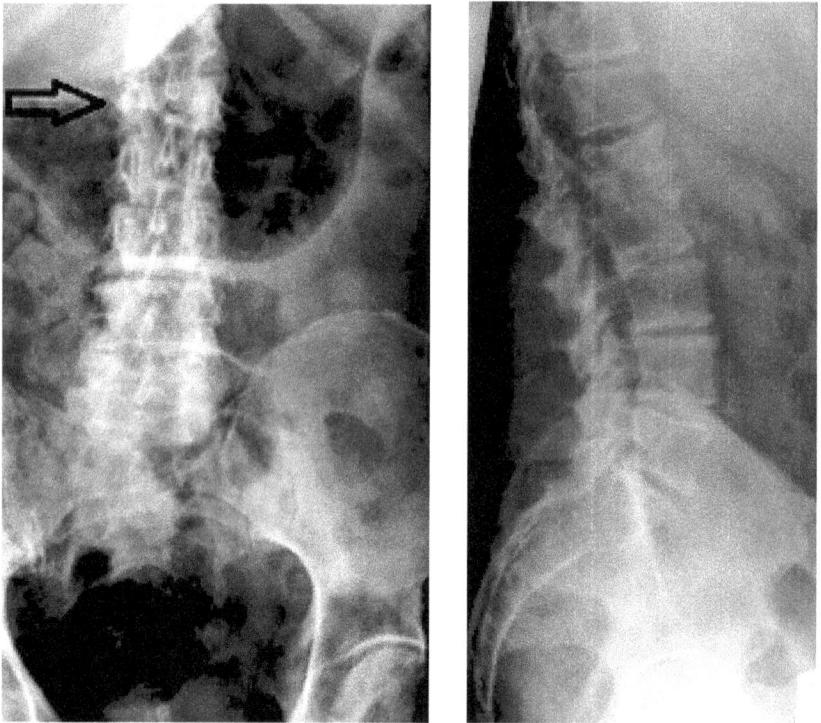

Fig. 3.6. Fractura de vértebra L1 (flecha negra) y vista lateral.

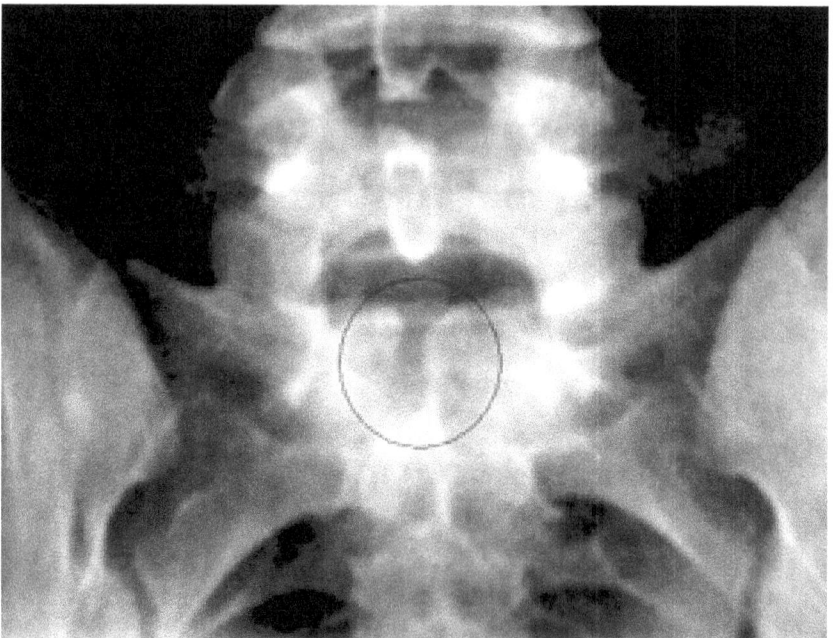

Fig. 3.7. Disrrafismo espinal a nivel de S1 (falta de fusión).[9]

La **falta de fusión** vertebral puede presentarse por varios problemas urológicos, mayormente incontinencia y retención. Está asociada con espina bífida, mielo-meningocele, medula espinal anclada, compresión del filum terminale y tractos de senos dérmicos.

Cintura pélvica: buscar prótesis de cadera, cicatrices de fracturas y suturas en el espacio retropúbico. La enfermedad de Paget es una enfermedad crónica y resulta en huesos dismórficos y aumentados de tamaño. Está causada por una excesiva destrucción y re-formación de hueso seguida de una remodelación desorganizada. Los huesos afectados se vuelven más frágiles y dolorosos. Frecuentemente se confunde con metástasis óseas osteoblásticas. (Como en el cáncer de próstata avanzado).

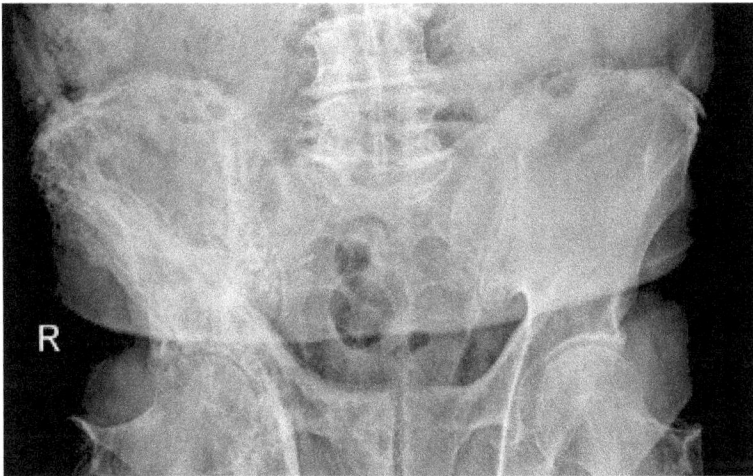

Fig. 3.8. Enfermedad de Paget del hueso ilíaco derecho.[10]

Costillas: resección de las mismas por incisiones de lumbotomía.

Parte proximal de los **fémures**.

Fig. 3.9. Prótesis total de cadera derecha osteoporosis y osteoartritis de la articulación sacro ilíaca derecha e ilio-femoral izquierda.

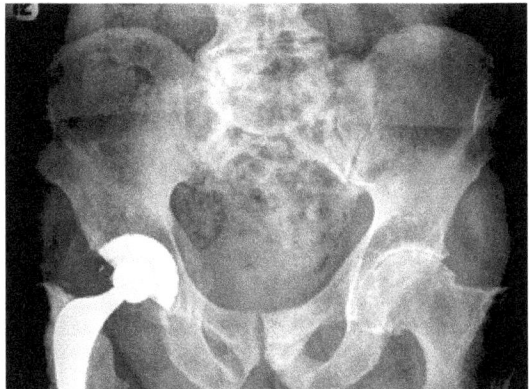

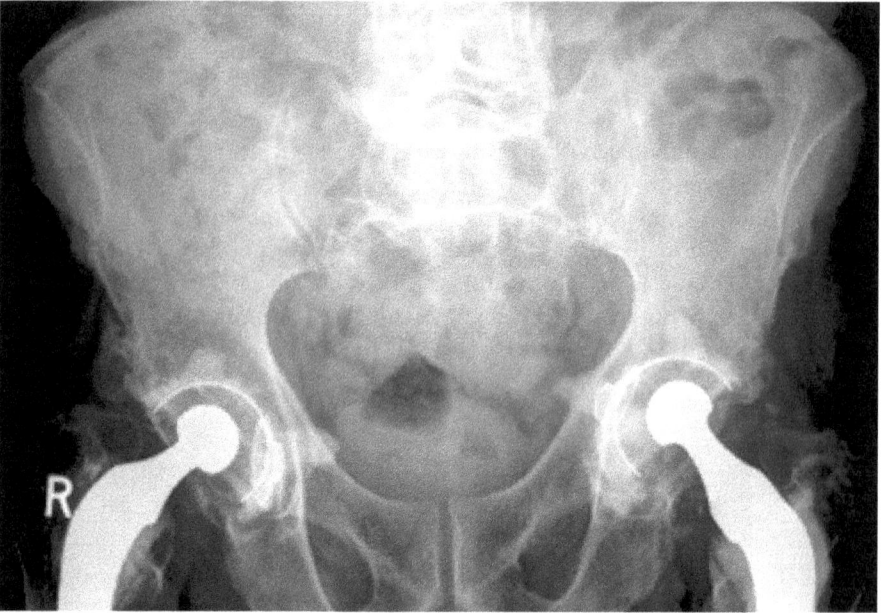

Fig. 3.10. Calcificaciones de los huesos pélvicos relacionadas a las prótesis de cadera bilaterales (cemento).

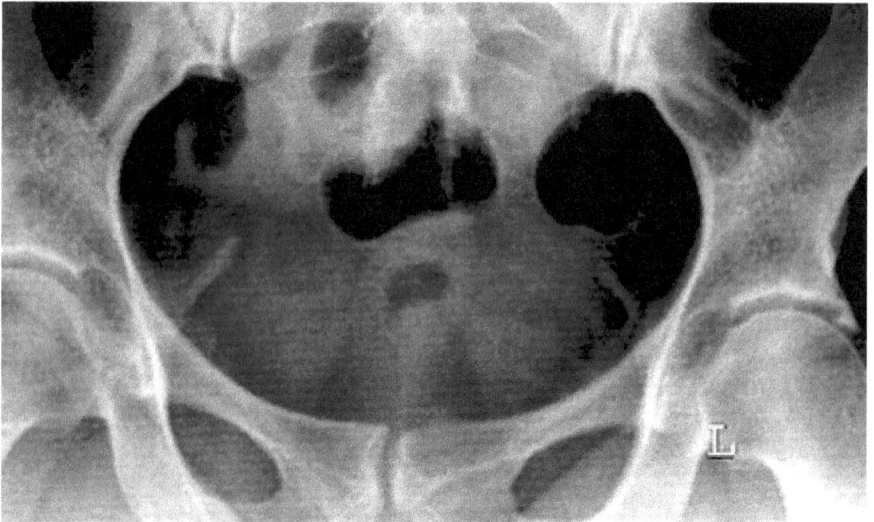

Fig. 3.11. Imagen espinas isquiáticas prominentes.

2. Músculos.

Sombra del psoas: si no se ve o está sustituida por gas, puede indicar un absceso retroperitoneal. Está también poco definida en los tumores retroperitoneales.

3. Tejidos subcutáneos.

Buscar gas sugestivo de celulitis (particularmente gangrena de Fournier). Delantal adiposo.

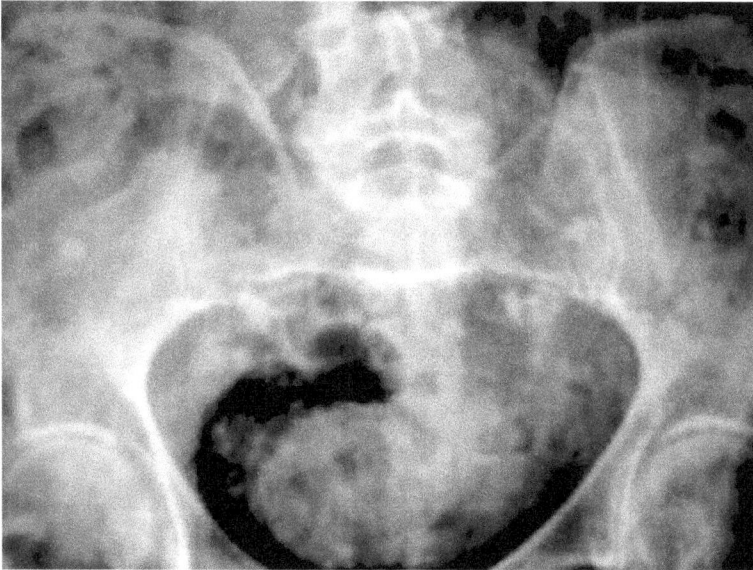

Fig. 3.12. Gas en la pared lateral derecha de la vejiga, en un paciente con cistitis enfisematosa.[11]

4. Cuerpos extraños: buscar joyas, fragmentos metálicos, balas y perdigones, aros de colostomía y urostomía, clips metálicos y cables y estimuladores (marcapasos).

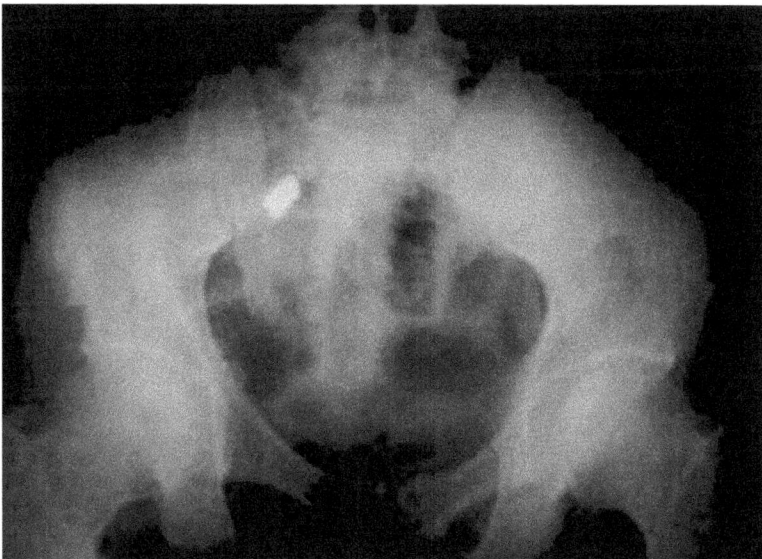

Fig. 3.13. Bala sobre el área pre sacra derecha.[12]

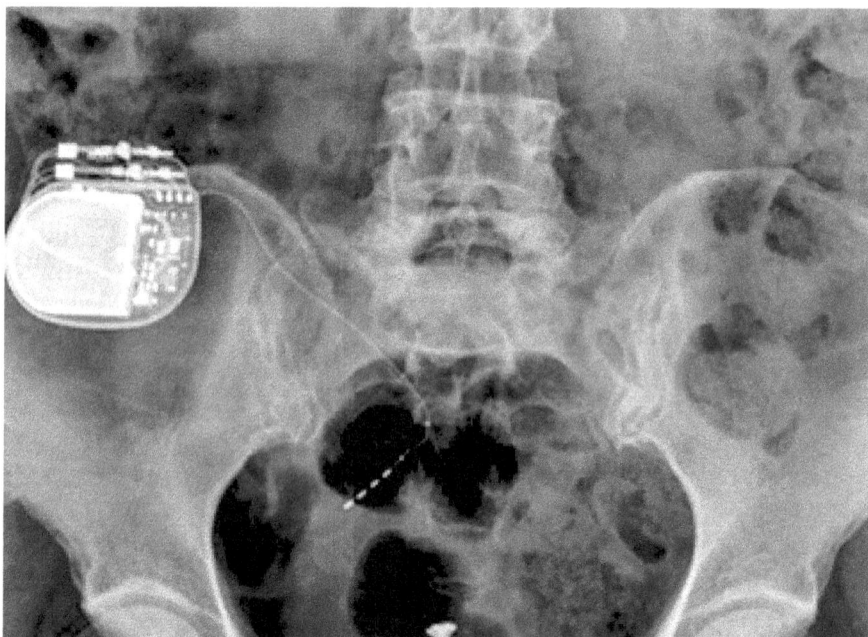

Fig. 3.14. Estimulador de raíces sacras (Interstim ®) y su cable.[13]

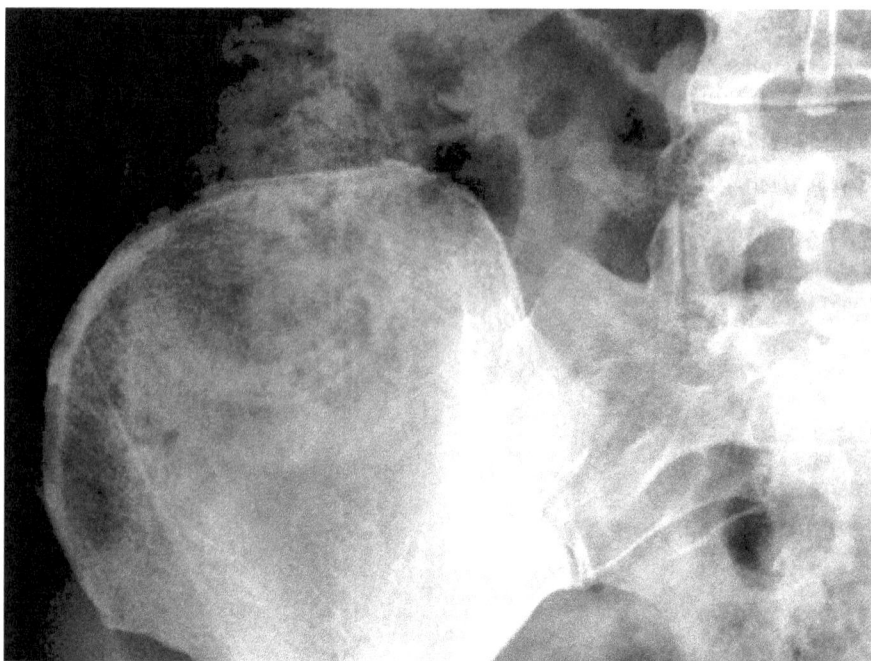

Fig. 3.15. Aro de urostomía sobre la fosa ilíaca derecha.

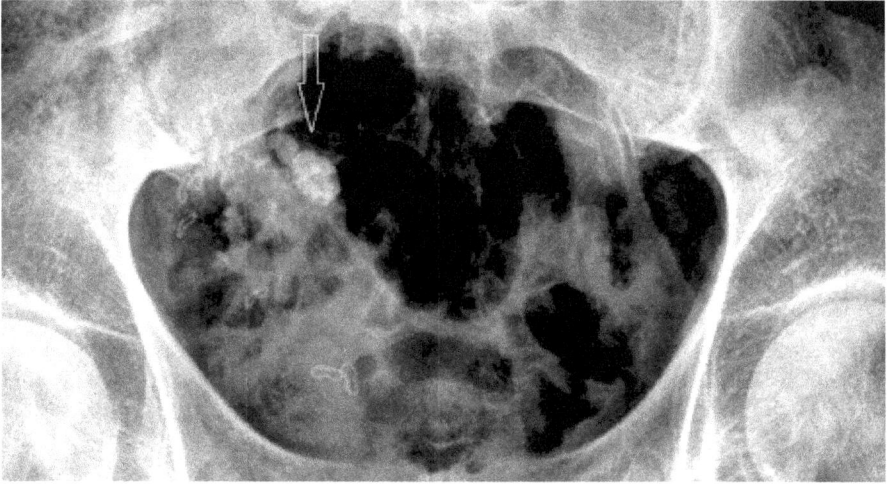

Fig. 3.16. Clips de malla de reparación de hernia y calcificaciones digestivas (flecha blanca).

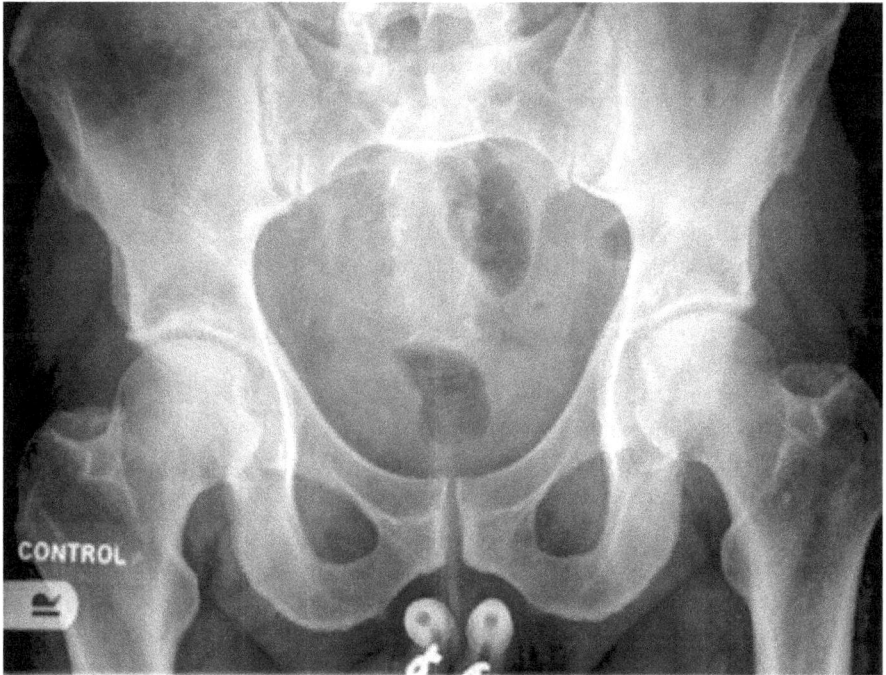

Fig. 3.17. Extremos proximales de prótesis de pene maleable bajo la sínfisis púbica.

B. Contenidos abdominales y pélvicos:

1. Sombras renales.

Las mismas están normalmente localizadas en las fosas lumbares tienen forma de poroto o habichuela, con el eje mayor rotado hacia abajo y hacia fuera (/ \). Al igual que con otros órganos, busque **número** (riñón único), **tamaño** (hipertrofia o atrofia), **forma** (especialmente deformaciones en el borde externo sugestivos de tumor o cicatrices de pielonefritis crónica), **posición** (ptosis, mal rotación, fusión, riñón pélvico). La pelvis renal está hacia fuera de las apófisis transversas L2-L3. El riñón derecho está usualmente ubicado más bajo que el izquierdo.

2. Intestino.

Hay cantidades normales de aire y liquido dentro de los intestinos. Hay también una cantidad normal de materia fecal en el colon. Descarte oclusión intestinal (aumento de los niveles de aire y liquido). El desplazamiento del gas intestinal es frecuentemente causado por masas tumorales.

3. Área vesical.

Está ubicada en el centro de la pelvis, arriba hasta el sacro y hacia abajo hasta el tercio superior de la sínfisis púbica. Varía en tamaño de acuerdo con el volumen vesical (residual). Usualmente se ve como una sombra oval de densidad levemente aumentada comparable con los tejidos blandos. Una vejiga hipertrófica tiene sus paredes más visibles.

4. Área ureteral.

Va desde la pelvis renal (L2-L3), sigue las apófisis transversas hasta el borde superior del hueso iliaco, luego sigue lateralmente sobre los vasos ilíacos y finalmente hacia dentro paralela a la línea inferior del hueso ilíaco hasta llegar al trígono, usualmente justo arriba de la sínfisis púbica. La mejor manera de familiarizarse con el trayecto ureteral es observarlo en la fase eliminatoria de una urografía de excreción.

5. Hallazgos anormales.

Estos pueden describirse por su naturaleza si es aparente, como un dispositivo intrauterino, o por su densidad según tabla clasificación que sigue:

- Baja densidad o más oscuro en la radiografía: corresponde a aire o gas, como se ve en el colon en circunstancias normales o en la gangrena de tejidos blandos o en pielonefritis enfisematosa dentro del sistema colector.

- Densidad intermedia o grises en la radiografía: corresponden a tejidos blandos como el hígado, sombras renales o una vejiga distendida. Los tumores renales y los conglomerados de ganglios linfáticos tienen esta densidad.

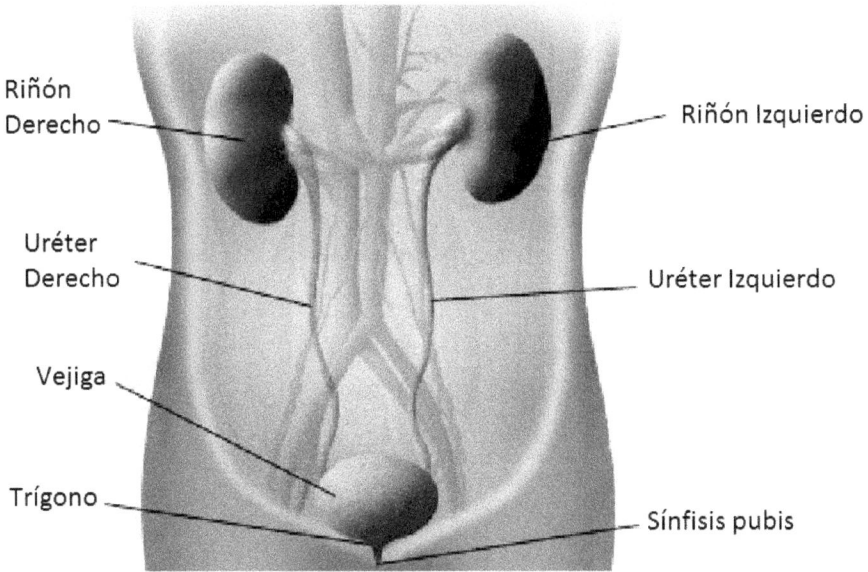

Riñón Derecho

Riñón Izquierdo

Uréter Derecho

Uréter Izquierdo

Vejiga

Trígono

Sínfisis pubis

Fig. 3.18. Tracto urinario a evaluarse en una radiografía simple de aparato urinario.

- Alta densidad o más blanco en la radiografía: cálculos, hueso o metal y otros cuerpos extraños. Las áreas más claras (blancas) en la radiografía normalmente corresponden a hueso.

Las estructuras que son densas como el hueso van a parecer más blancas, el gas será negro y otras estructuras tendrán tonos de gris.

El modelo de los cuatro cuadrantes.

Este es un sistema alternativo de analizar la radiografía de aparato urinario. Cada cuadrante contiene estructuras relativamente diferentes. Los cuatro cuadrantes están definidos por 2 líneas perpendiculares que dividen el abdomen en el ombligo, en ángulos rectos entre sí. La línea horizontal está al nivel de L3-L4 (tercera y cuarta vértebras lumbares). En el plano vertical se corresponde con la línea media que pasa a través del xifoides, ombligo y sínfisis púbica. Las cuatro áreas resultantes son el cuadrante superior derecho, cuadrante superior izquierdo, cuadrante inferior derecho y cuadrante inferior izquierdo.

Las estructuras que se encuentran en el **cuadrante superior derecho** incluyen el hígado, duodeno, riñón derecho, pelvis renal derecha y uréter proximal derecho, ángulo derecho del colon, porciones del colon ascendente y parte del colon transverso.

El **cuadrante inferior derecho** contiene el apéndice, ciego, colon ascendente, vejiga, ovario derecho, parte del útero, canal inguinal derecho y uréter medio y distal derecho.

21

El **cuadrante superior izquierdo** contiene el lóbulo izquierdo del hígado, el bazo, estómago, riñón izquierdo, pelvis renal izquierda, uréter proximal izquierdo, páncreas, ángulo esplénico o izquierdo del colon, partes del colon transverso y colon descendente.

El **cuadrante inferior izquierdo** contiene el colon sigmoides, colon descendente, vejiga, ovario izquierdo y parte del útero, canal inguinal izquierdo y uréter medio y distal izquierdo.

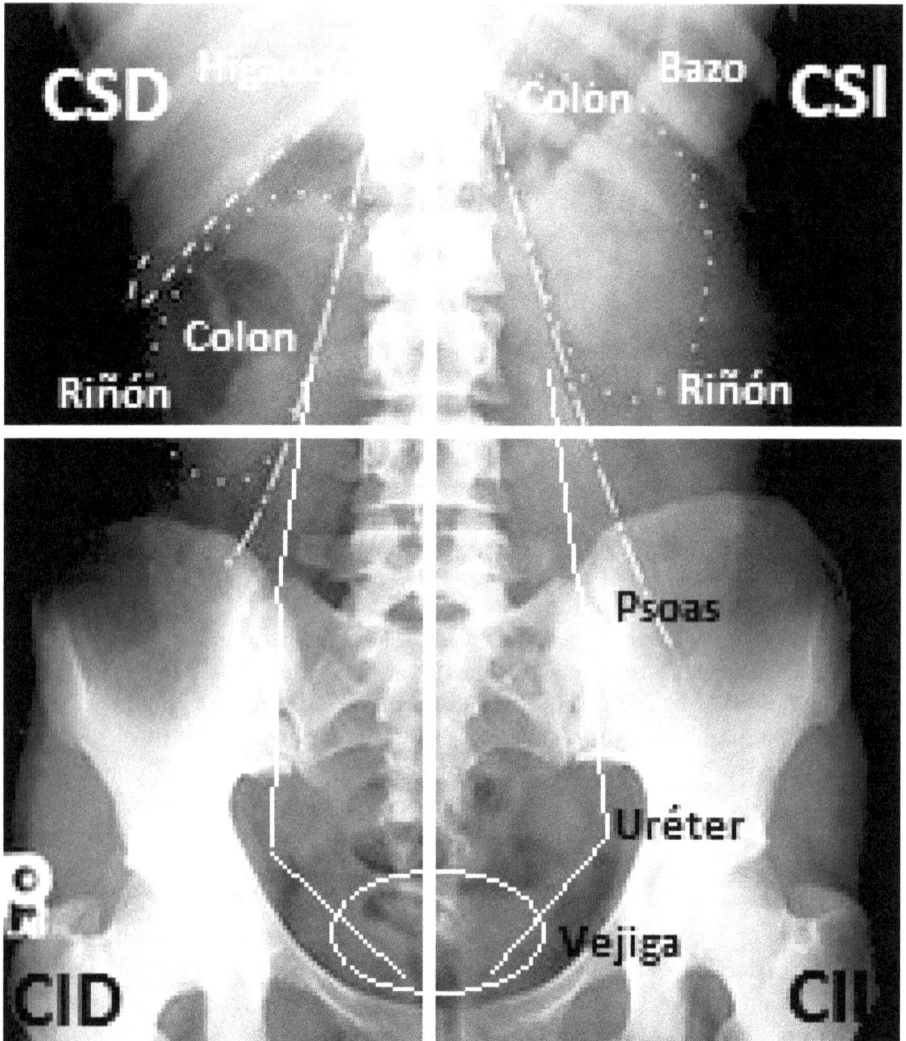

Fig. 3.19. Modelo de los cuatro cuadrantes. CSD= cuadrante superior derecho; CSI = cuadrante superior izquierdo; CID = cuadrante inferior derecho; CII = cuadrante inferior izquierdo.

Capítulo 4. Hallazgos anormales.

Los hallazgos anormales incluyen:
1. imágenes de mayor densidad o más blanca en la radiografía.
2. imágenes de densidad media o grises en la radiografía.
3. imágenes de densidad baja u oscuras en la radiografía.
4. imágenes de densidad mixta.

4.1. Imágenes de alta densidad o más blancas en la radiografía (imágenes cálcicas).

A. Calcificaciones urogenitales.

* Cálculos urinarios.

Las litiasis del tracto urinario o cálculos resultan de una excreción excesiva o precipitación excesiva de sales en la orina o la falta de sustancias inhibidoras. Los hombres son más propensos que las mujeres y la incidencia aumenta con la edad hasta los 60. La raza negra y los niños están menos afectados. Los cálculos renales tienden a ser recurrentes.

El uréter tiene tres áreas donde los cálculos comúnmente se atascan: la unión pieloureteral, el cruce de los vasos ilíacos y la unión ureterovesical.

Una radiografía simple puede ser suficiente para diagnosticar cálculos en pacientes con enfermedad litiásica conocida, de lo contrario es mejor usarla combinada con ecografía de aparato urinario[14] para aumentar la sensibilidad (71%).[15] Por lo menos el 80% de los de los cálculos urinarios son cálcicos y si son clínicamente significativos (>3mm) es probable que sean visibles en una radiografía simple.[16]

La tomografía computada sin contraste tiene una sensibilidad y especificidad mayores al 95% que es la mayor para las litiasis urinarias y se ha convertido en la evaluación estándar del cólico nefrítico a pesar de su dosis de radiación considerablemente mayor. Una forma razonable de comenzar la evaluación de un cólico nefrítico es con una radiografía simple de aparato urinario, que tiene una sensibilidad del 60%[17], luego se agrega una ecografía de aparato urinario para el 40% de pacientes todavía no diagnosticados y esto aumenta la sensibilidad a un 71-78%. Un 22 a 29% de los pacientes requerirán una tomografía computada. De esta manera se evita que dos tercios de todos los pacientes con cólico nefrítico sean sometidos a una dosis de radiación mayor, y es una evaluación más costo-efectiva en la mayor parte de los hospitales.

Radio-opacos	Poca opacidad	Radio-lúcidos
Oxalato de calcio dihidrato	Fosfato amónico magnésico	Ácido úrico
Oxalato de calcio monohidrato	Apatita	Urato de amonio
Fosfato de calcio	Cistina	Xantina
		2,8 Dihidroxiadenina
		Cálculos formados por drogas como el Indinavir

Clasificación radiológica de cálculos urinarios.[18]

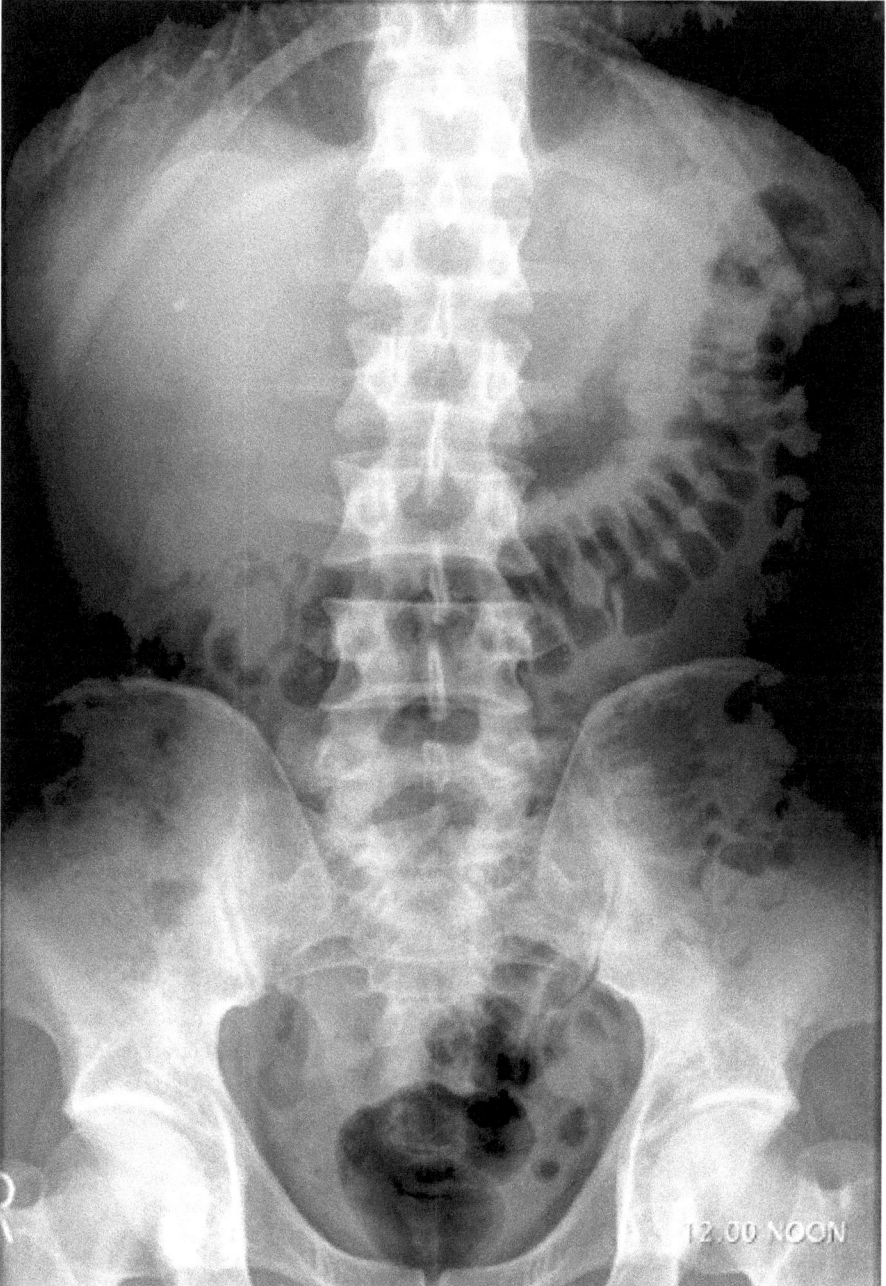

Fig. 4.1.1. Imagen de litiasis renal derecha. Cáliz superior nivel L1-2. La sombra renal derecha se ve claramente al igual que la mayor parte del gas colónico.

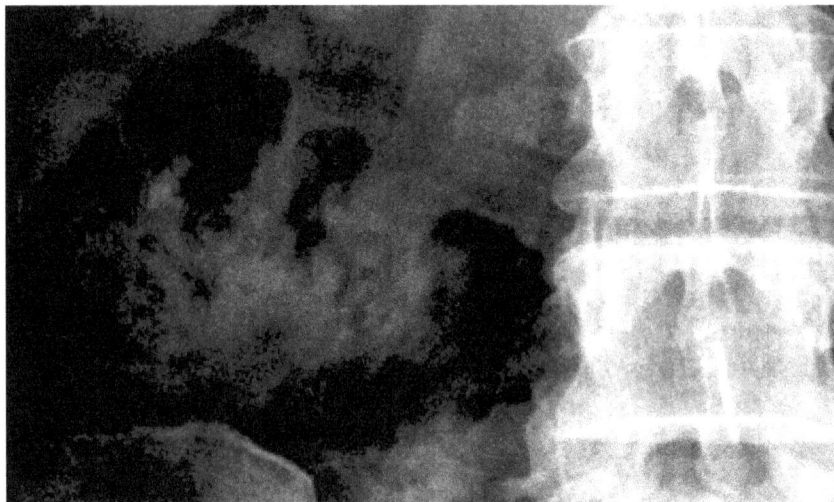

Fig. 4.1.2. Imagen de cálculo renal derecho en cáliz inferior nivel L2-3.

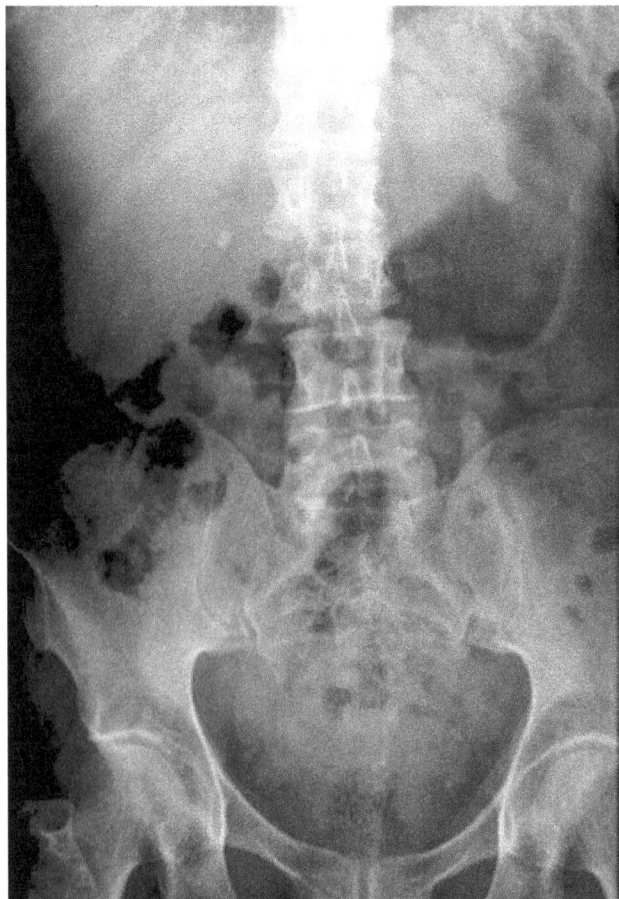

Fig. 4.1.3. Imagen de cálculo renal derecho en un divertículo calicial del cáliz superior las sombras del riñón derecho e hígado se ven claramente.

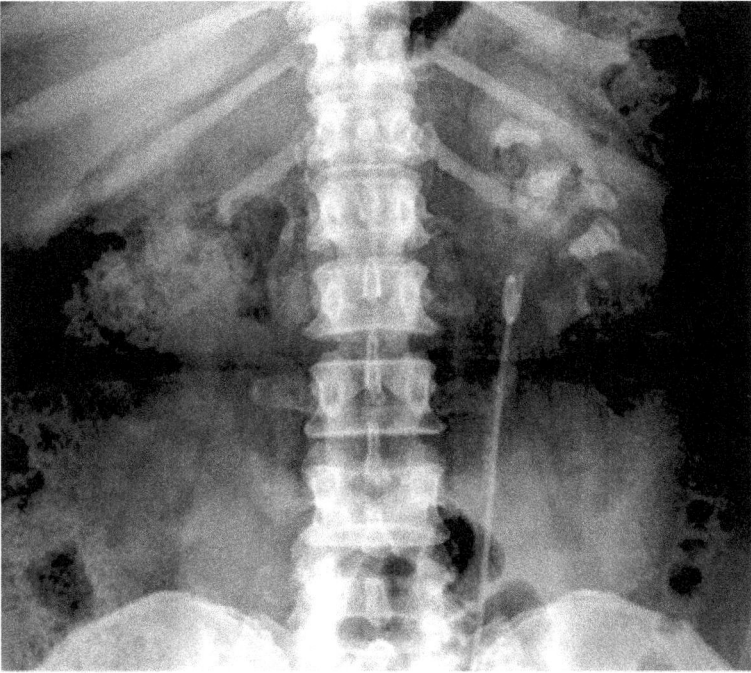

Fig. 4.1.4. .Imagen de cálculo coraliforme izquierdo y catéter doble J. Se ve la cola proximal en el sector superior a nivel de la pelvis renal a nivel de L2.

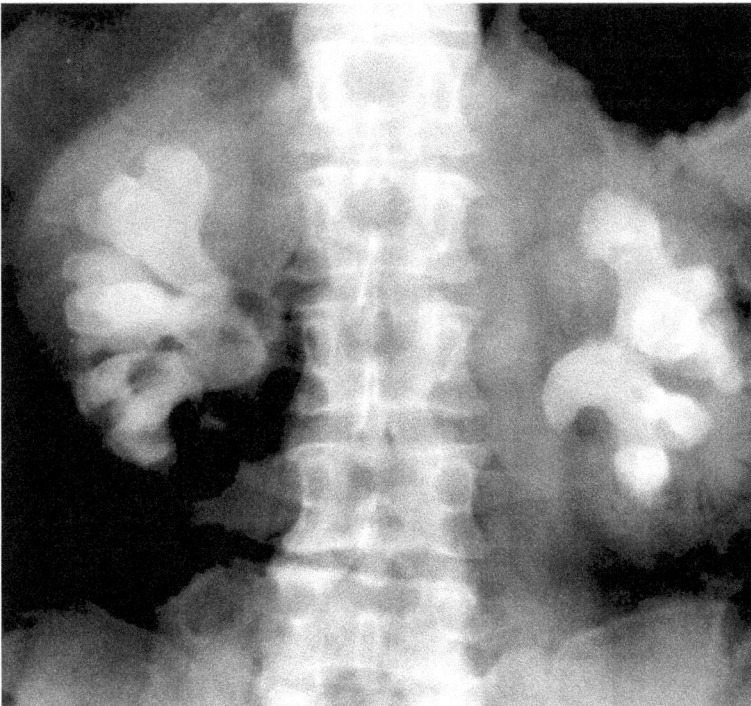

Fig. 4.1.5. Imagen de cálculos coraliformes bilaterales.

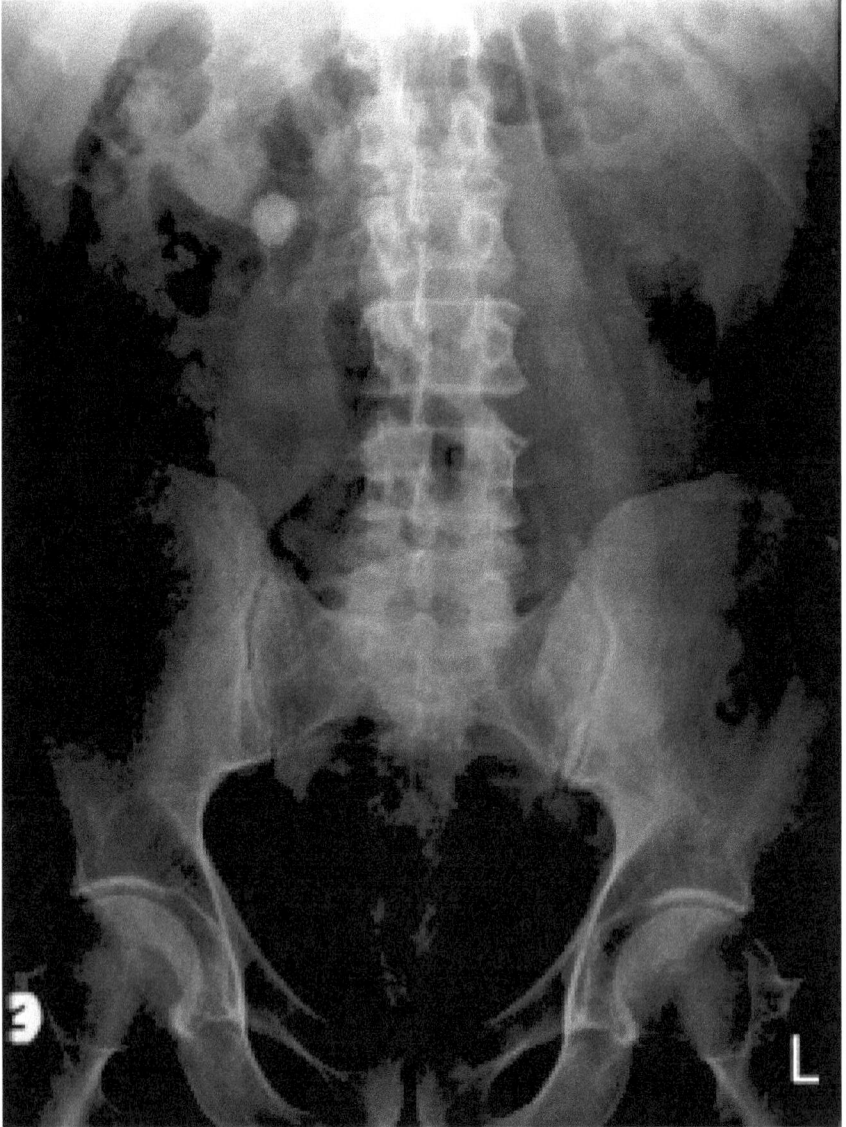

Fig. 4.1.6. Imagen cálculo en la pelvis renal derecha nivel L2.

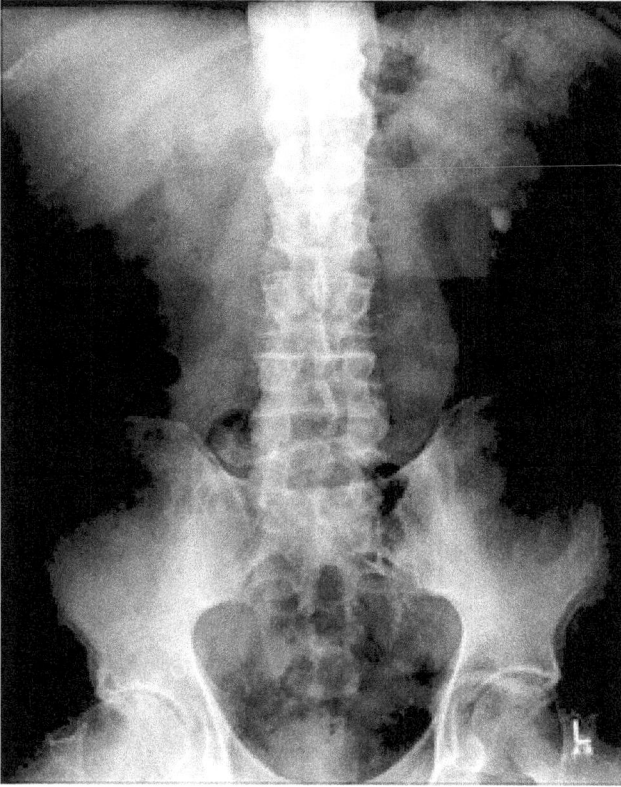

Fig. 4.1.7. Dos cálculos radiopacos se proyectan sobre el polo inferior del riñón izquierdo. Las sombras de los músculos psoas se ven claramente.

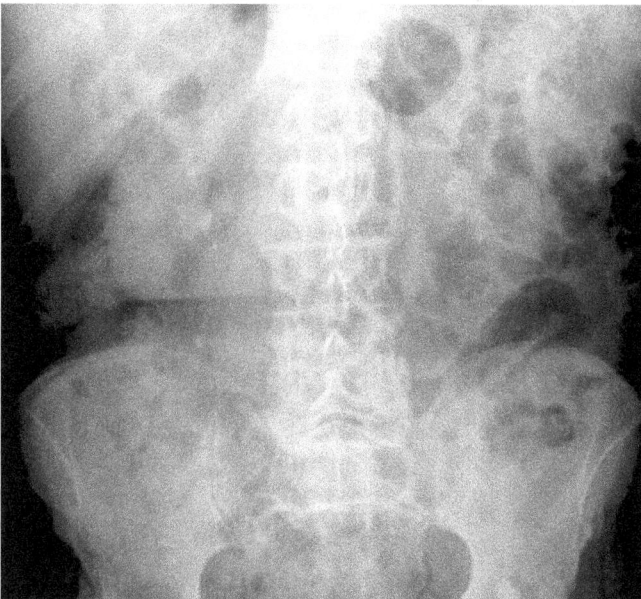

Fig. 4.1.8. Cálculos urinarios en pelvis renal derecha L2 L3 y uréter proximal derecho (punta de apófisis transversa L 4). La sombra renal derecha se ve claramente.

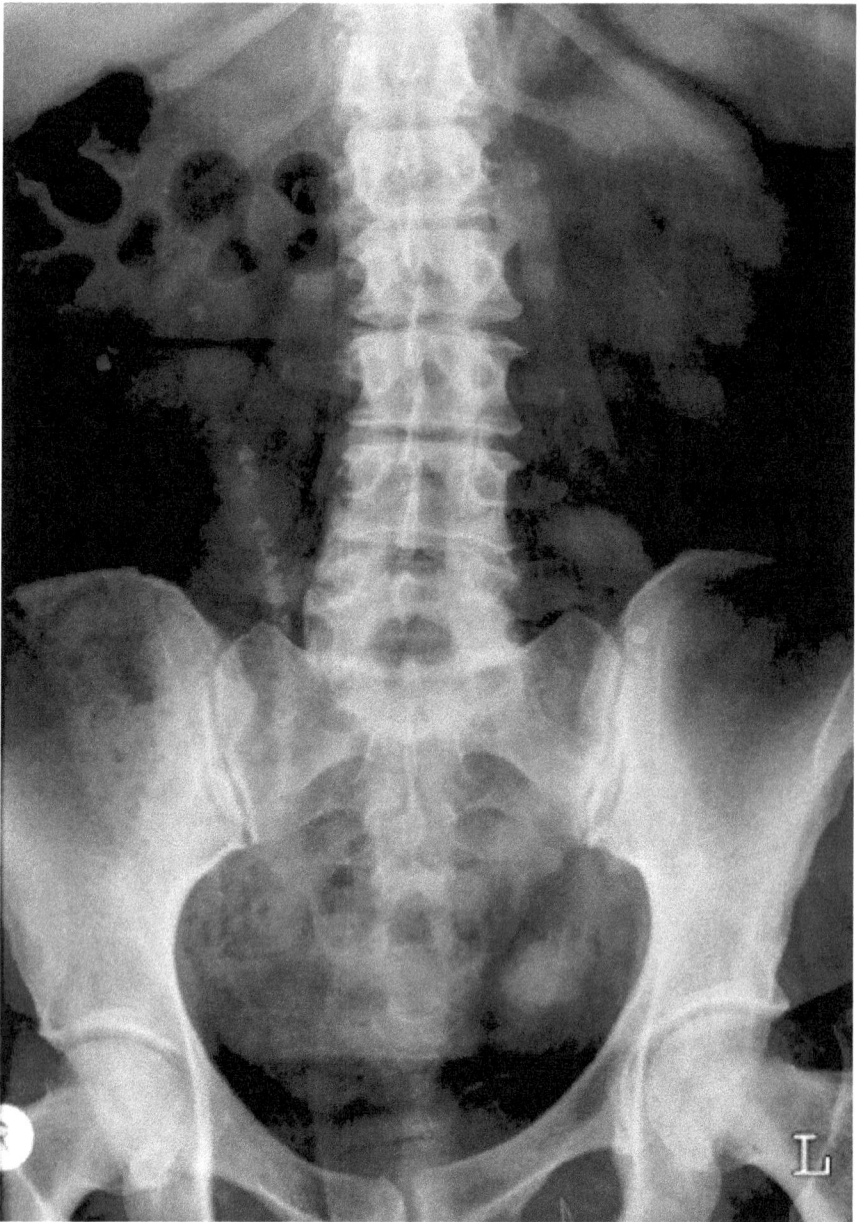

Fig. 4.1.9. Steinstrasse del uréter proximal derecho luego de litotricia por ondas de choque de una litiasis renal. Cálculos renales derechos residuales.

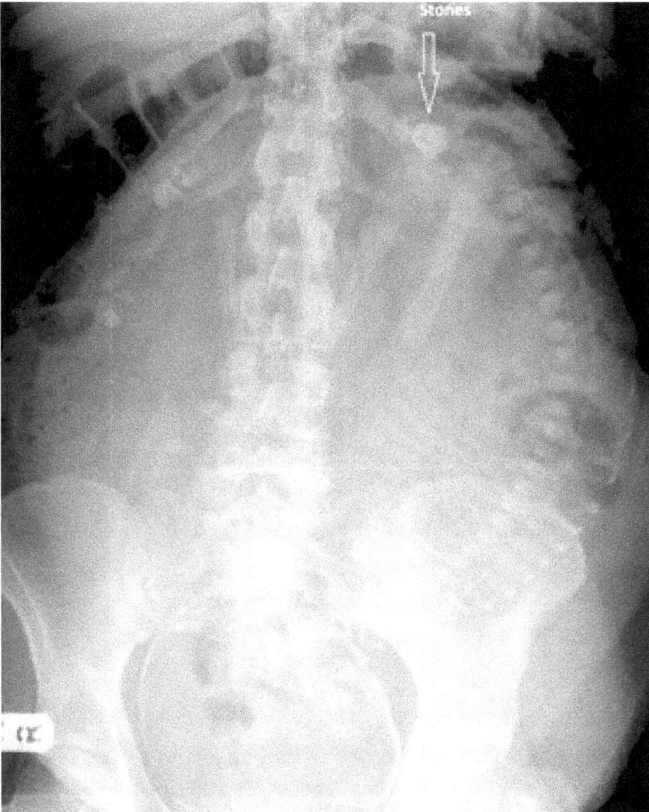

Fig. 4.1.10. Embarazo en el tercer trimestre con cálculo renal izquierdo (flecha blanca).

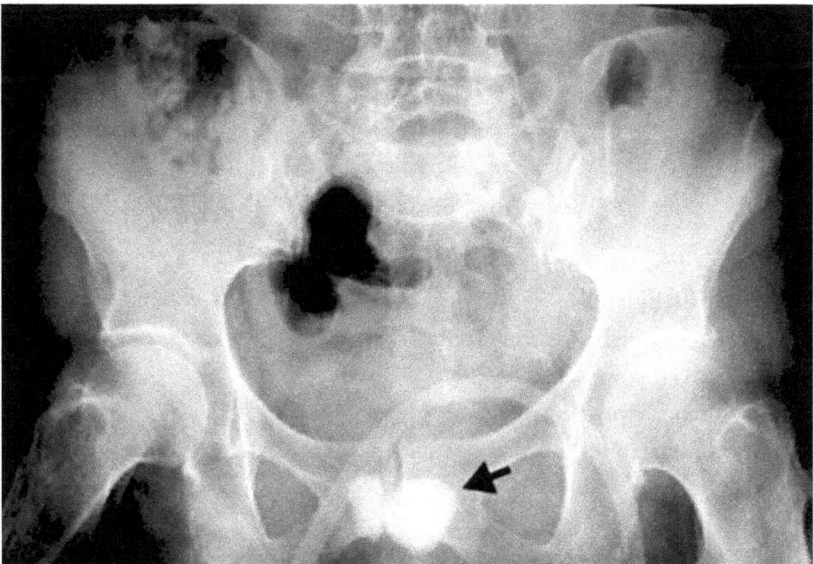

Fig. 4.1.11. Cálculo en divertículo uretral (flecha negra).

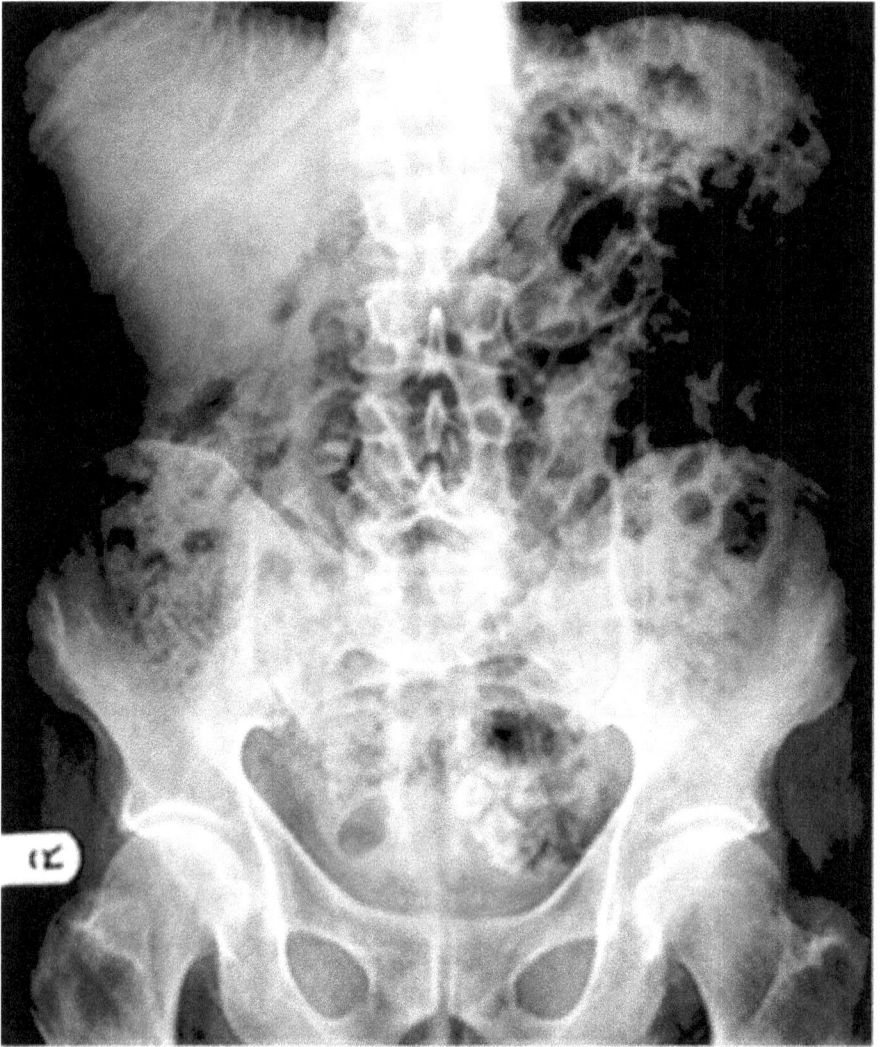

Fig. 4.1.12. Litiasis vesical.

Otras calcificaciones:

- Quiste hidático.
- Cáncer renal o vesical calcificados.
- Esquistosomiasis.
- Nefrocalcinosis.
- Calcificaciones y litiasis prostáticas.

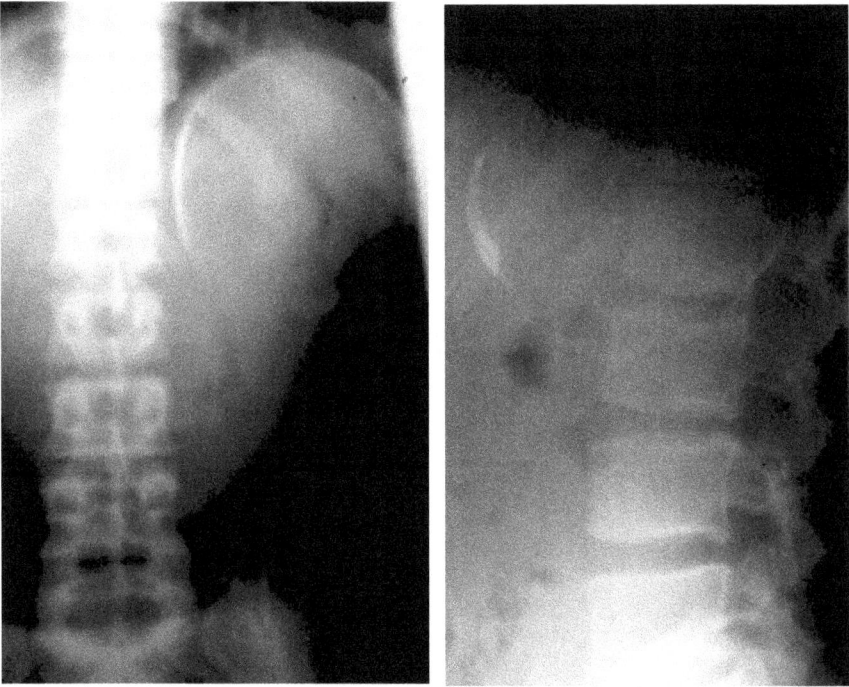

Fig. 4.1.13 A y B. Quiste hidático renal izquierdo, vista lateral a izquierda.

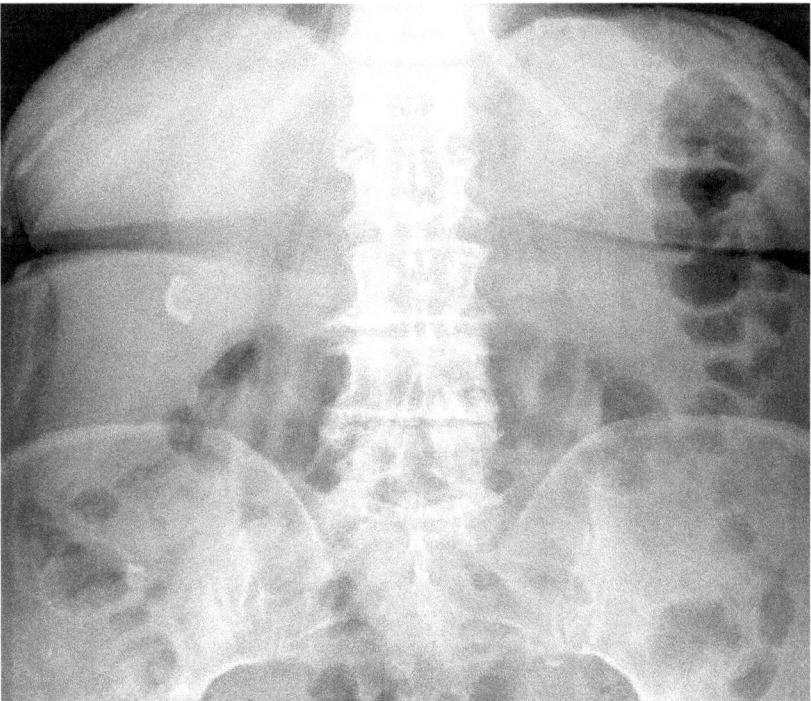

Fig. 4.1.14. Quiste complejo calcificado en el riñón derecho.

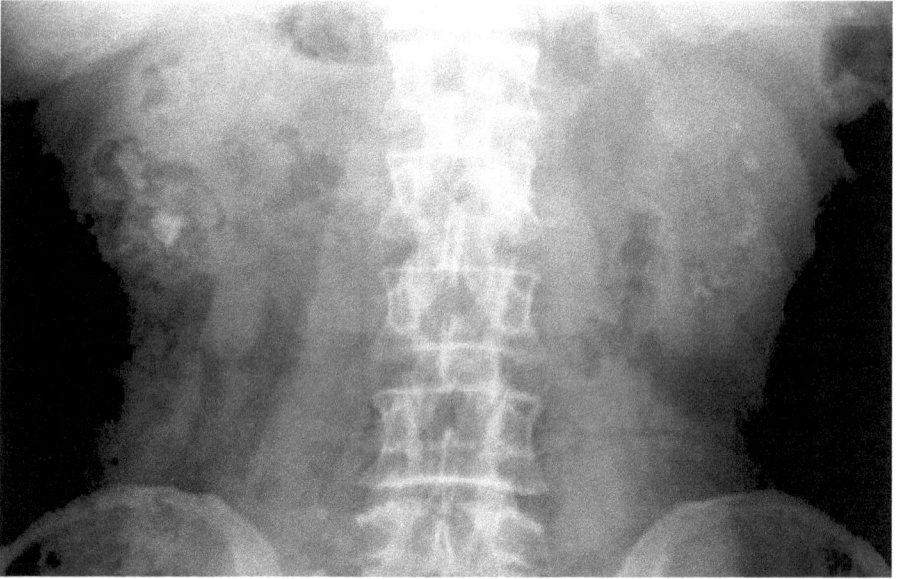

Fig. 4.1.15. Riñón en esponja medular y nefrocalcinosis.

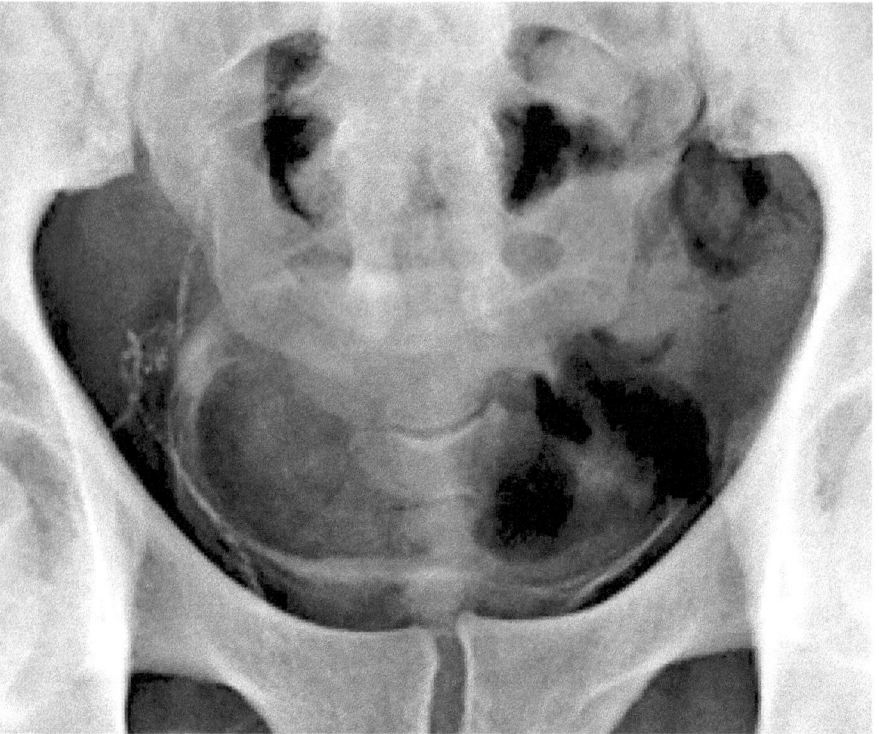

Fig. 4.1.16. Calcificaciones linfáticas y de la pared vesical debidas a esquistosomiasis.

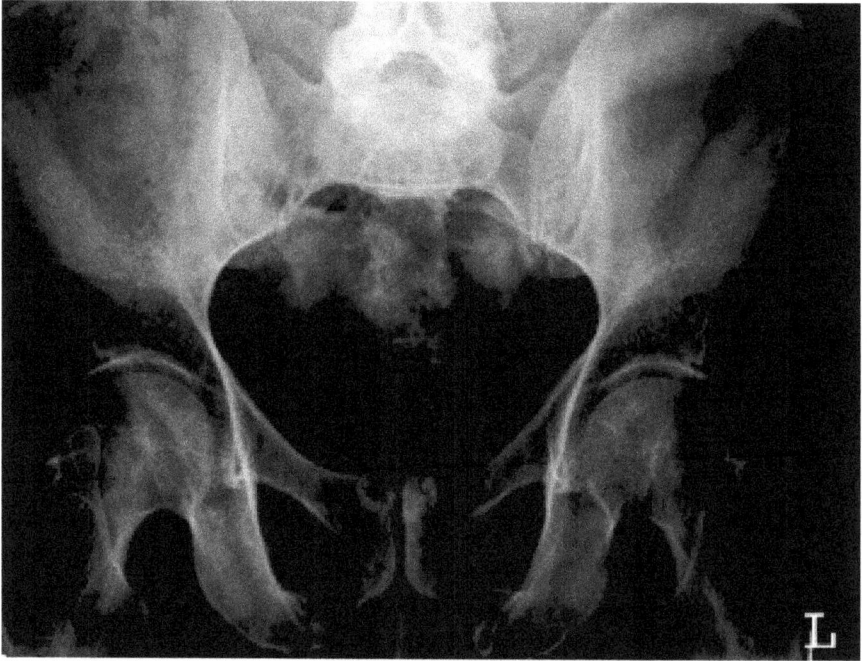

Fig. 4.1.17. Calcificaciones prostáticas detrás de la parte superior de la sínfisis púbica.

- Cuerpos extraños: tubos de gastrostomía, tubos nasogástricos, drenajes biliares, prótesis intravasculares (por ejemplo espirales en el tratamiento de varicoceles), filtros de vena cava, catéteres supra públicos o ureterales, drenajes abdominales, tubo de nefrostomía, catéter doble J, clips metálicos, materiales quirúrgicos.

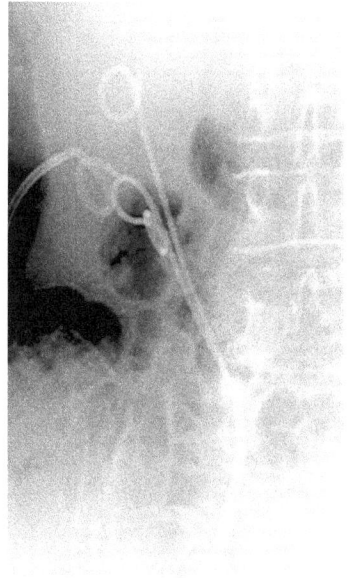

Fig. 4.1.18. Catéter de nefrostomía derecha y 2 catéteres doble J en el uréter derecho.

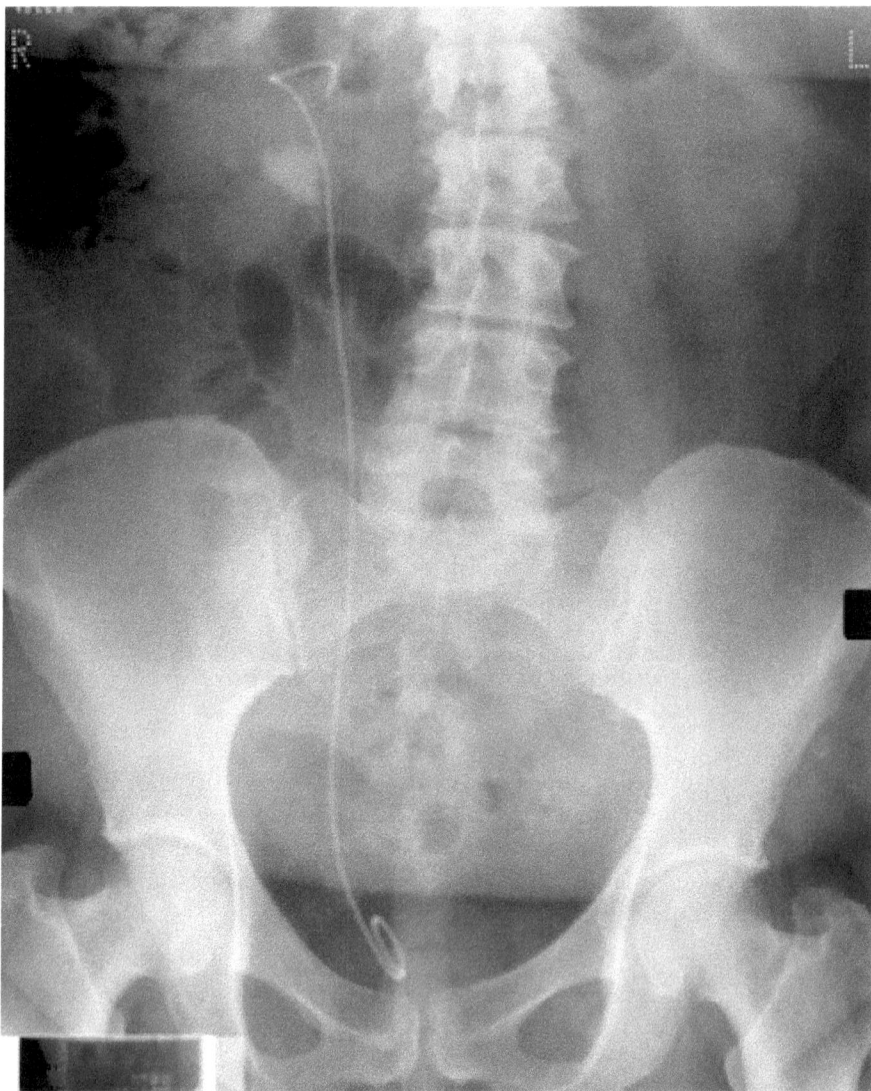

Fig. 4.1.19. Catéter doble J derecho normo-posicionado. Litiasis piélica renal derecha nivel L2.

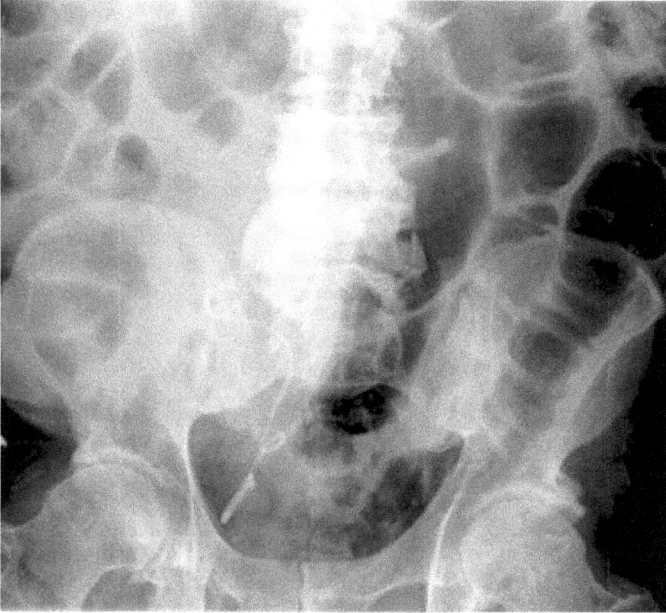

Fig. 4.1. 20. Catéter doble J en un riñón pélvico derecho.

Fig. 4.1.21. Catéter de nefrostomía derecha luego de una nefrolitotomía percutánea. Se observa también un catéter ureteral anterógrado. Se observa gas en el colon sin niveles hidroaéreos. Íleo.

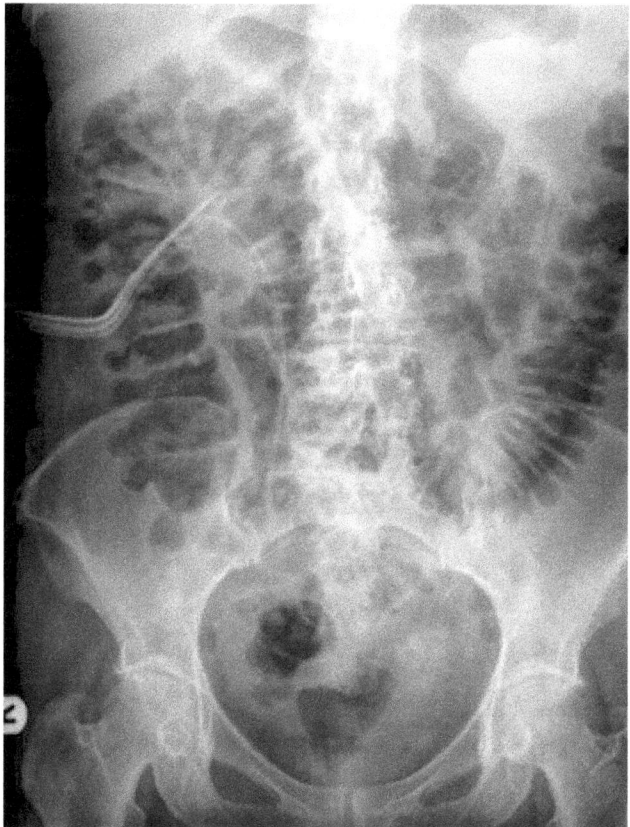

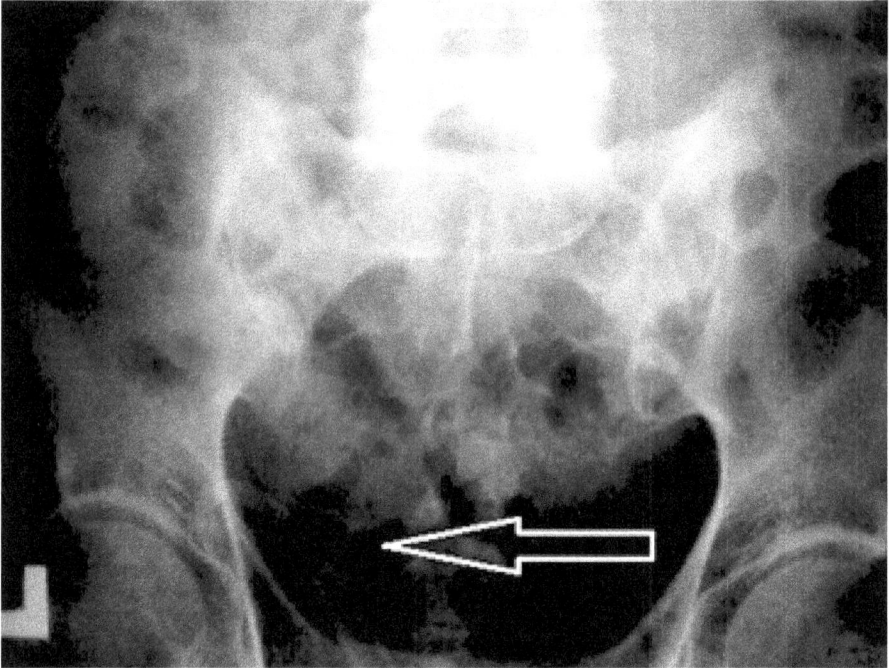

Fig. 4. 1.22. Sector distal de una sonda vesical vista sobre la cavidad pélvica (flecha blanca).

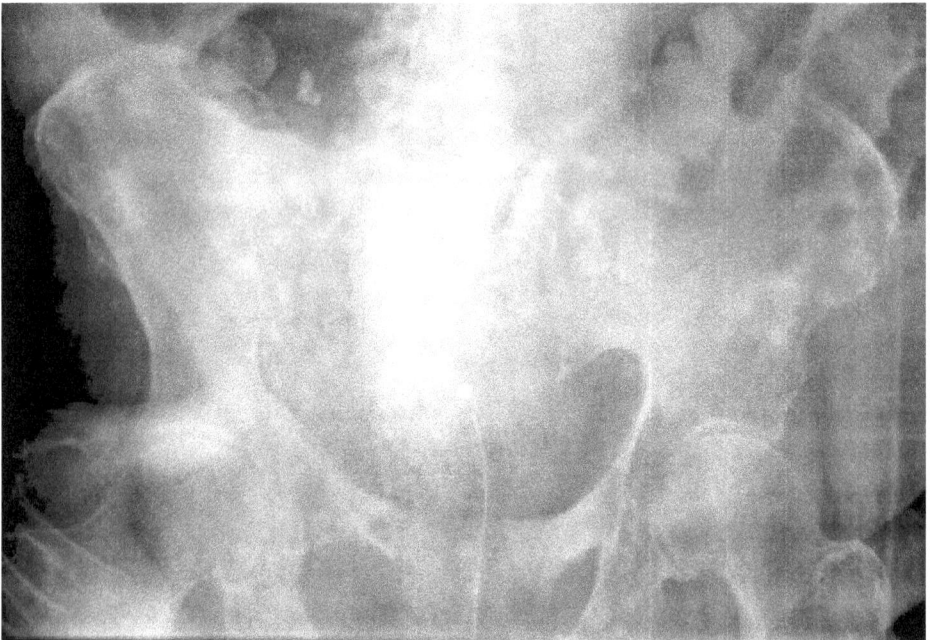

Fig. 4.1.23. Catéter uretral radiopaco llegando a vejiga.

Fig. 4.1.24. Clips metálicos luego de una linfadenectomía pélvica.

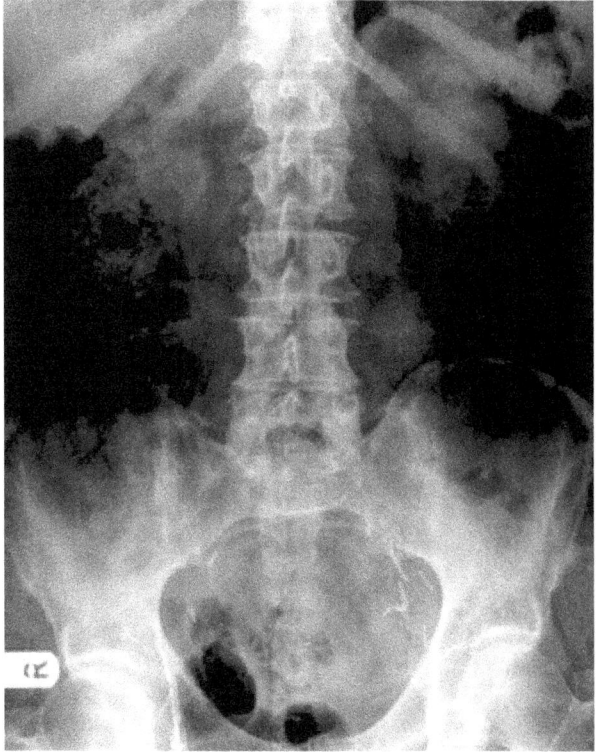

Fig. 4.1.25. Stent metálico intra prostático (Memocath®). Se ve claramente la sombra de la vejiga. Cambios degenerativos espinales y osteofitos.

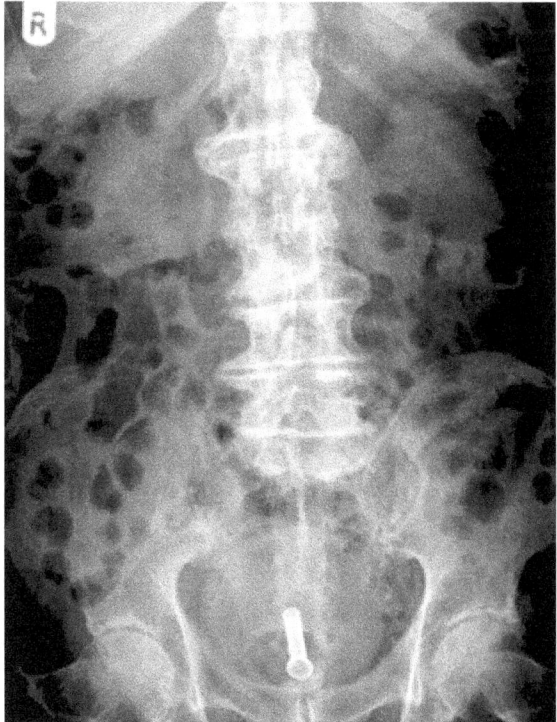

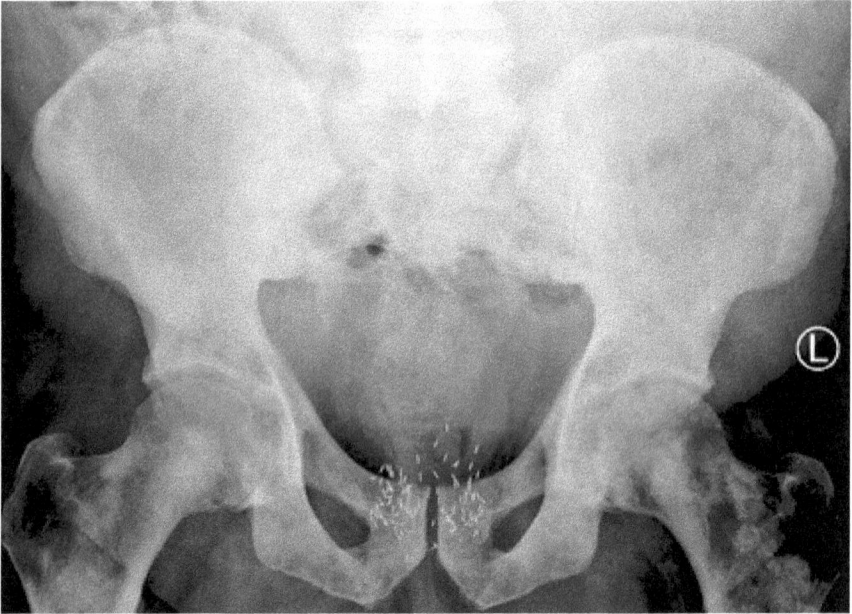

Fig. 4.1.26. Semillas de braquiterapia prostática. Metástasis óseas.[19]

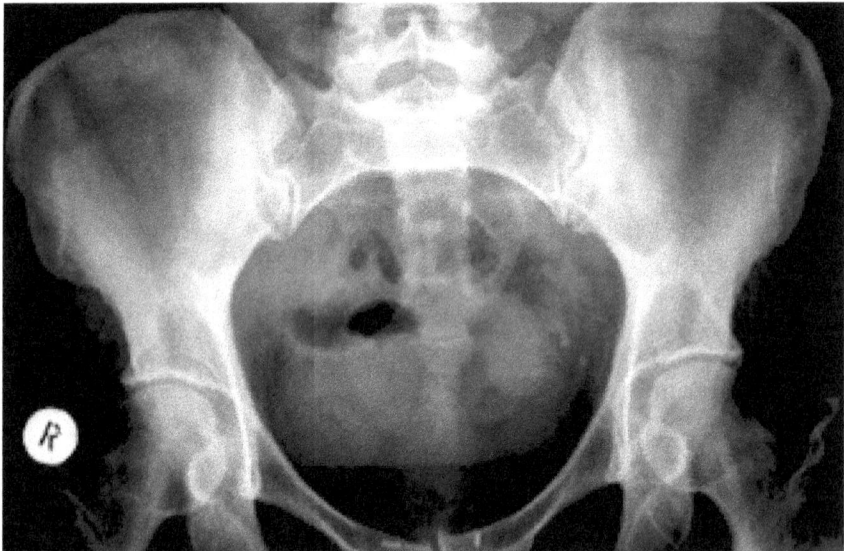

Fig. 4.1.27. Las calcificaciones retro públicas son fragmentos de Dacron ® de suturas usadas para suspensión por agujas latero-uretral para corrección de incontinencia urinaria de esfuerzo con técnica de Stamey.

Fig. 4.1.28. Suturas calcificadas extraídas.

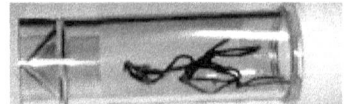

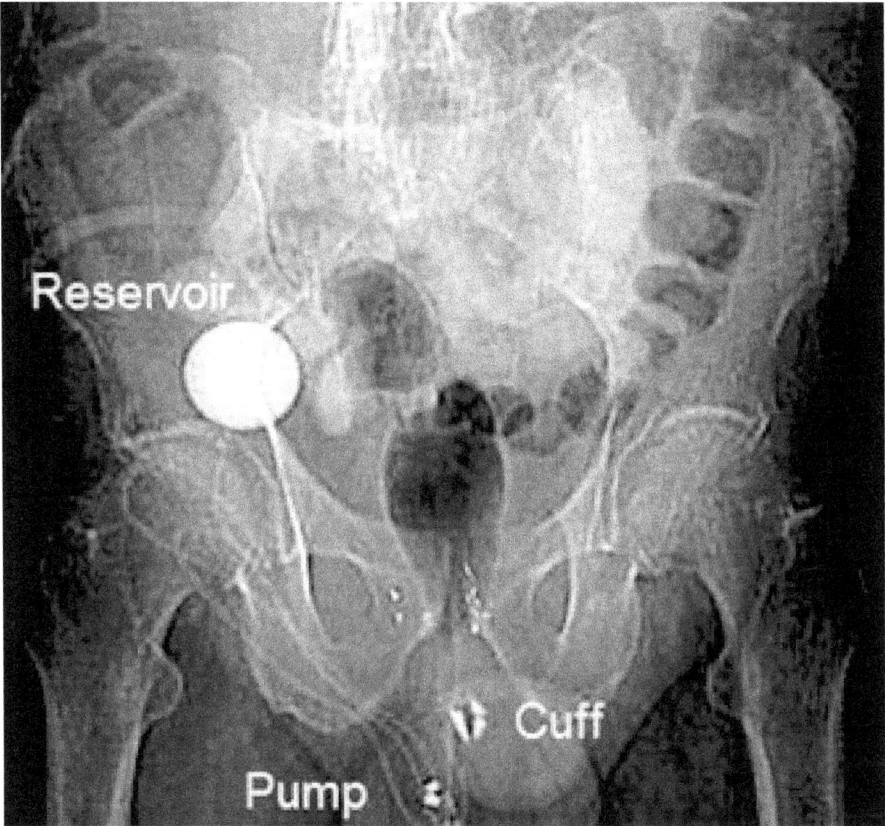

Fig. 4.1.29. Esfínter urinario artificial. Reservorio en fosa iliaca derecha (Reservoir). Bomba de activación a nivel escrotal derecho (Pump). Mango peri-uretral bajo la sínfisis púbica (Cuff).[20]

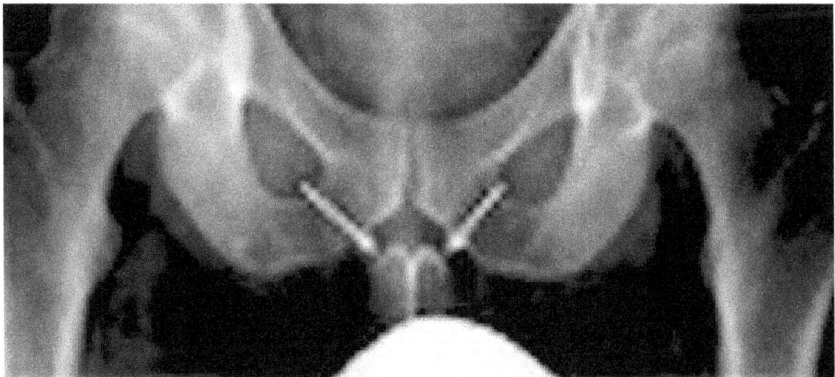

Fig. 4.1.30. Cuerpos cavernosos calcificados en enfermedad de Peyronie (flecha blanca). Escudo de protección genital sobre los testículos por debajo.[21]

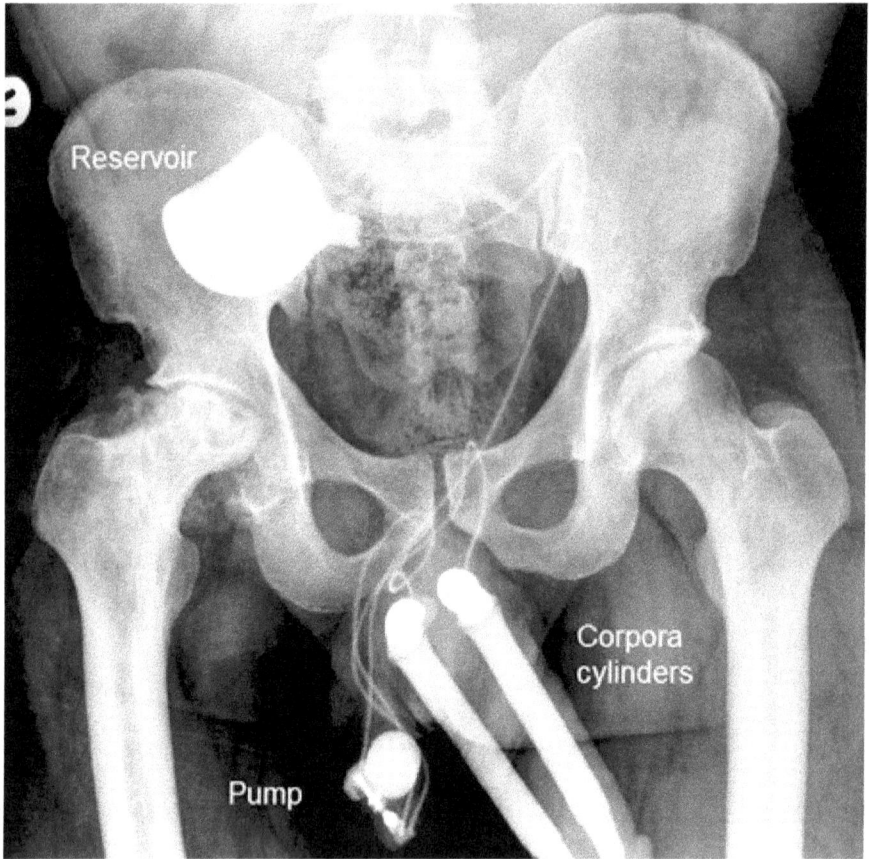

Fig. 4.1.31. Prótesis de pene inflable multi-componente.[22]

B. Calcificaciones extra-urinarias.

Incluyen:
- Vesícula de porcelana.
- Calcificaciones pancreáticas.
- Pseudo-quistes calcificados.
- Calcificación de aneurisma de aorta abdominal.
- Cuerpos extraños en los intestinos.
- Calcificaciones vasculares.
- Litiasis biliares.
- Flebolitos.
- Ganglios linfáticos calcificados.
- Calcificación de contenidos digestivos.
- Objetos intra-rectales. [23]
- Objetos intra-vaginales.
- Objetos intravesicales.
- Administración de contrastes oral, rectal, intratecal o intravenosa y luego retenida en sistemas obstruidos.
- Dispositivos intrauterinos.
- Calcificación de fibromas uterinos o miomatosis.
- Quistes dermoides calcificados (teratoma de ovario benigno).
- Calcificaciones de la glándula suprarrenal.
- Calcificaciones subcutáneas y musculares.

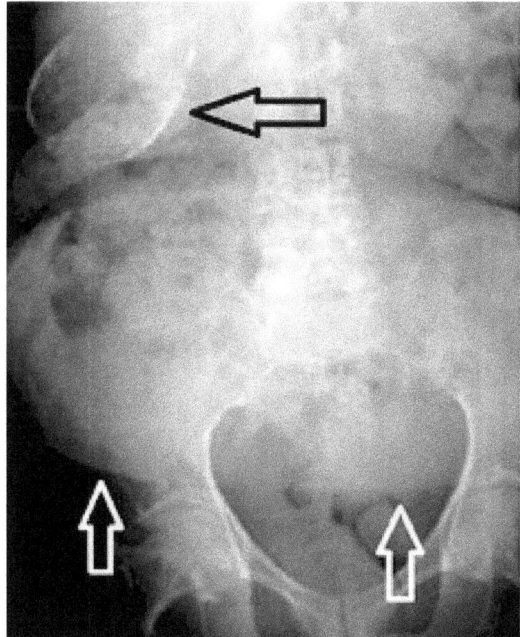

Fig. 4.1.31. Vesícula biliar con calcificaciones en su pared (flecha negra) y delantal de grasa abdominal (flechas blancas).

43

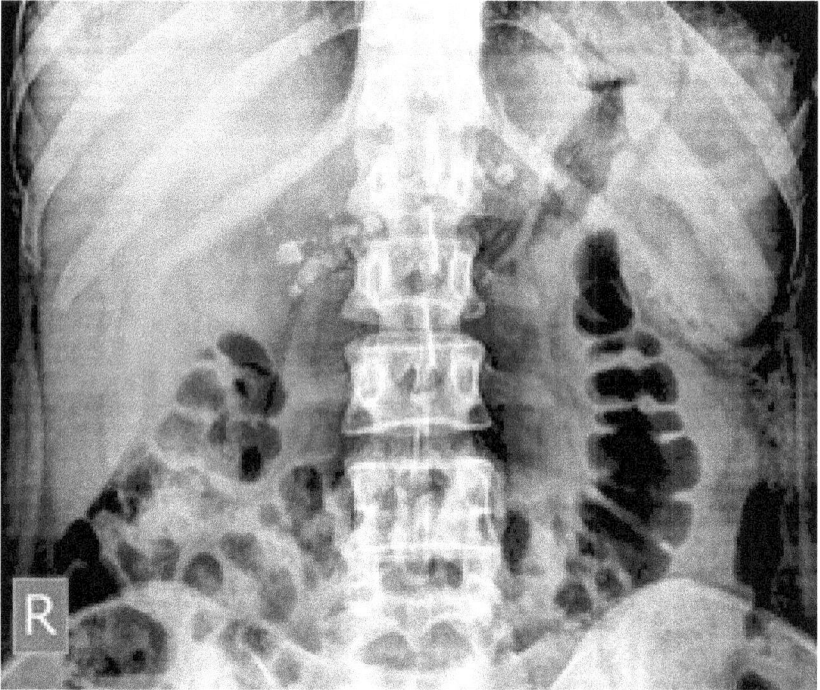

Fig. 4.1.32. Calcificaciones pancreáticas (flechas blancas).[25]

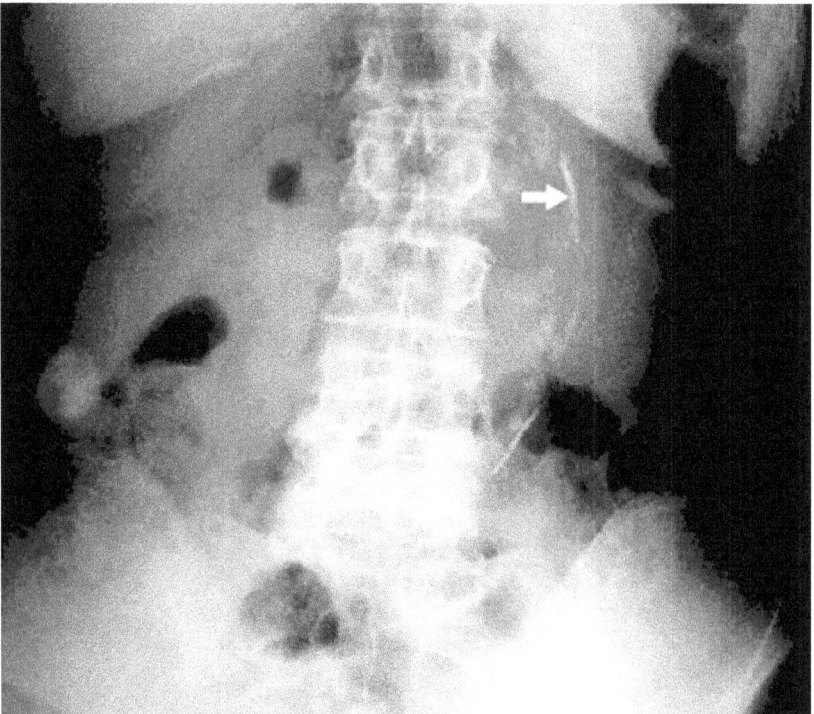

Fig. 4.1.33. Aneurisma de aorta abdominal calcificado (flecha blanca).[26]

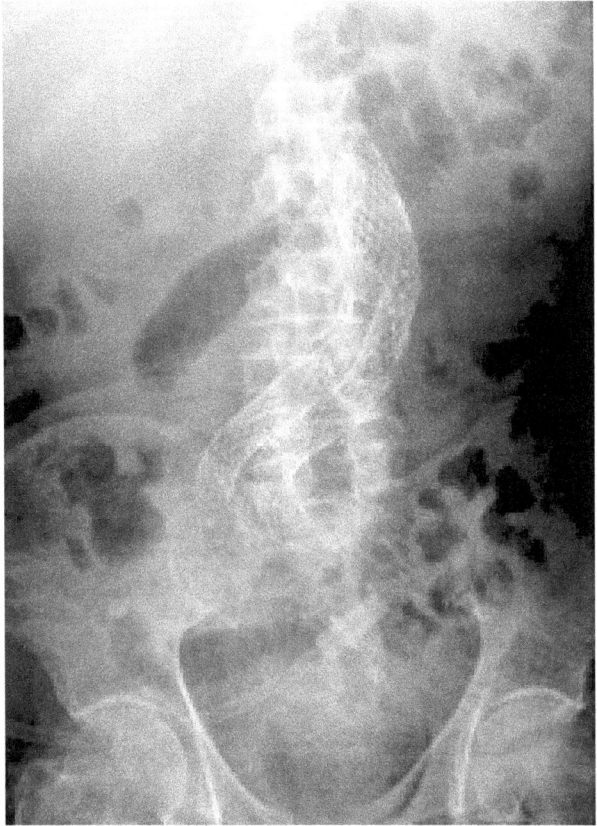

Fig. 4.1.34. Endoprótesis arterial de aorta abdominal y arterias ilíacas comunes.

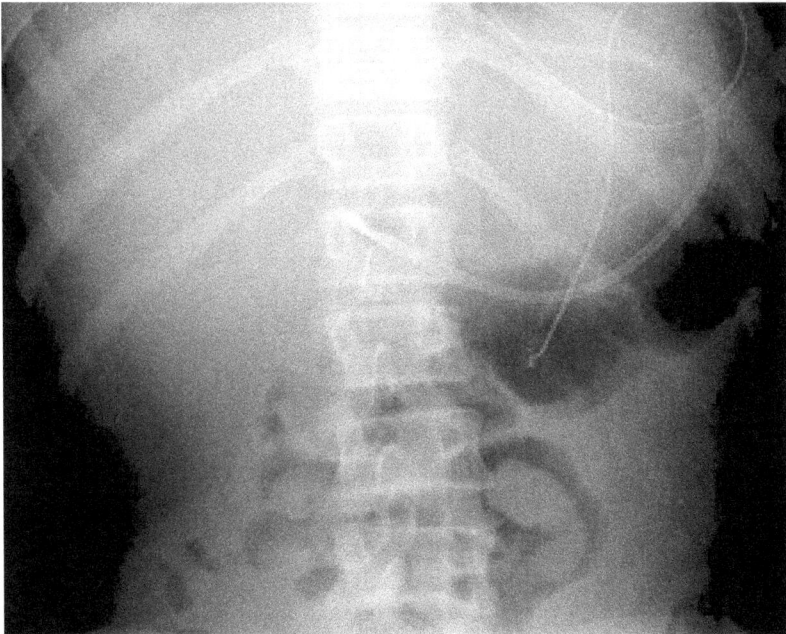

Fig. 4.1.35. Control de sonda nasogástrica.

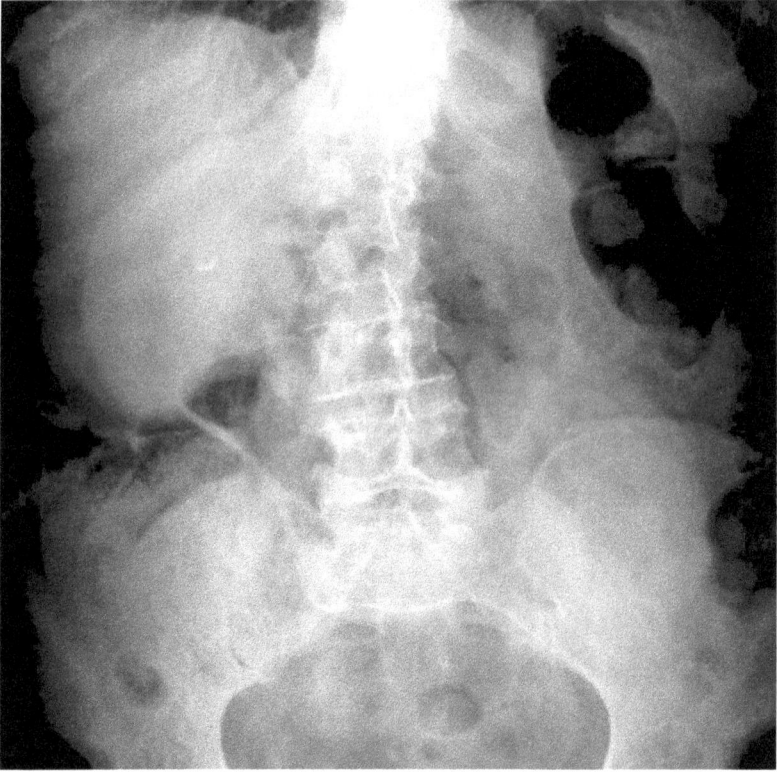

Fig. 4.1.36. Calcificación de la arteria renal derecha.

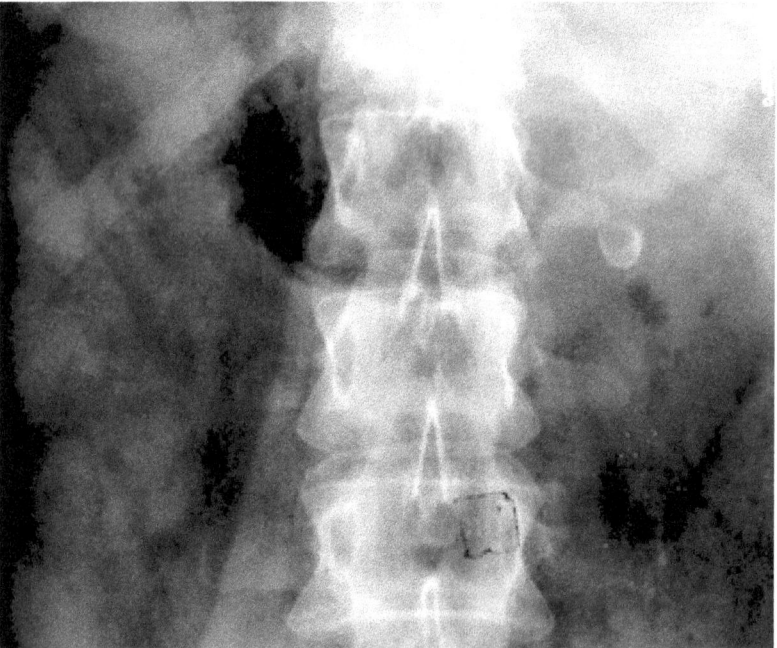

Fig. 4.1.37. Aneurisma calcificado de la arteria esplénica.[27]

Fig. 4.1.38. Litiasis vesicular es (flecha negra) y delantal de grasa abdominal sobre la pelvis (flecha blanca).

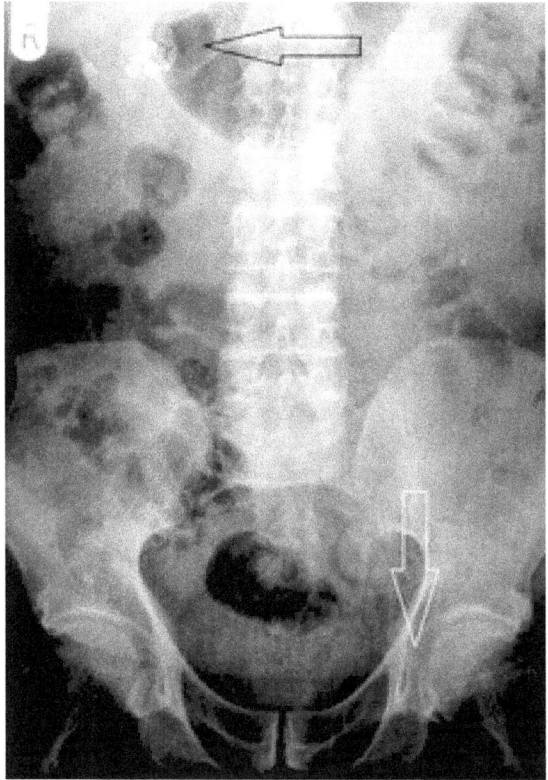

Fig. 4.1.39. Litiasis vesiculares (flecha negra). Ángulo derecho del colon desplazado hacia la línea media (Colonic gas). Densidad líquida alrededor de la vesícula (Gallbladder). Clips de esterilización en las trompas de Falopio a nivel pélvico.

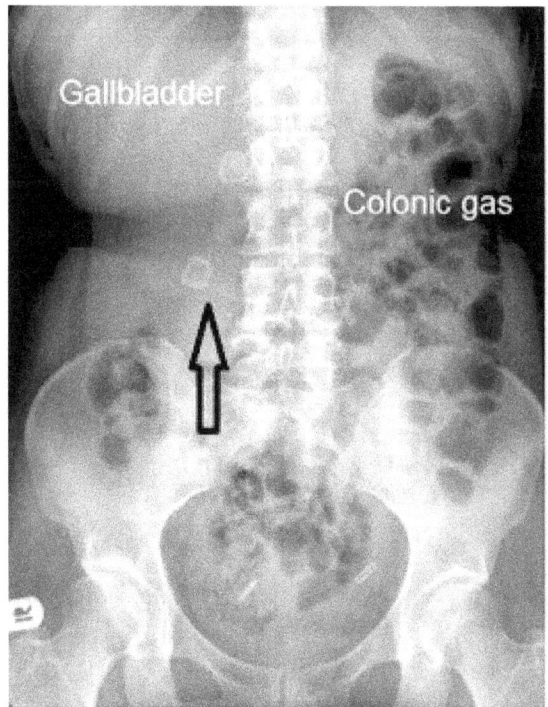

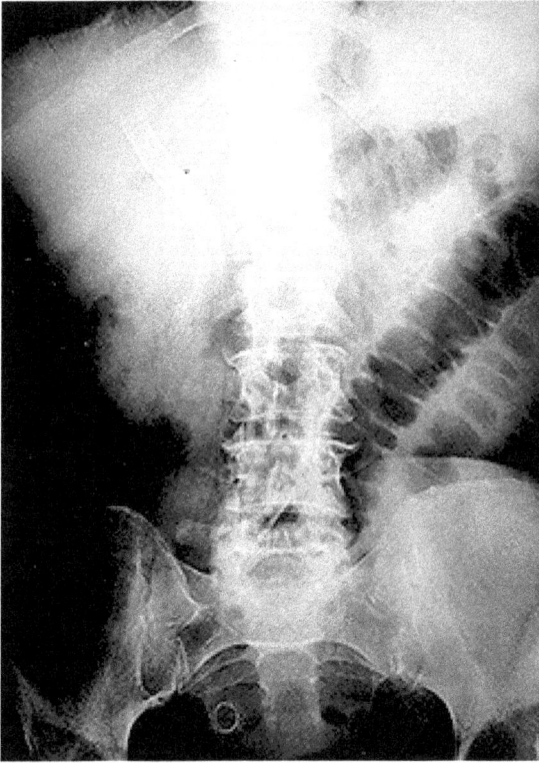

Fig. 4.1.40.
Endoprótesis
biliar.

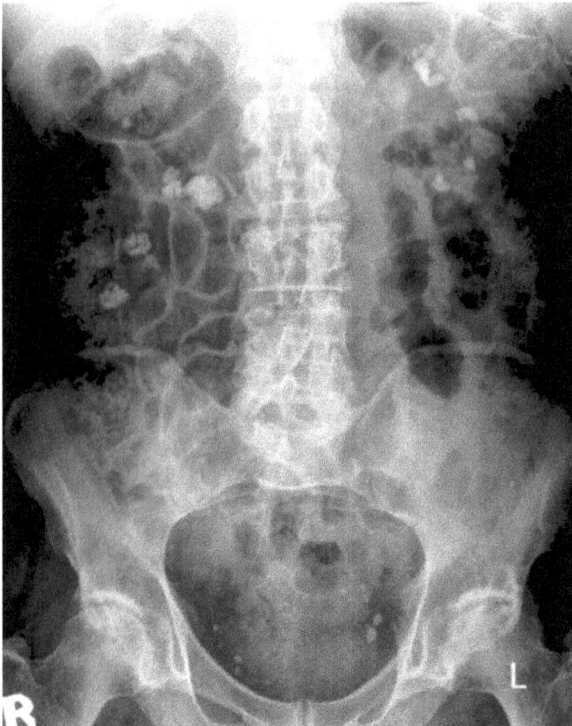

Fig. 4.1.41. Las
calcificaciones
pélvicas son
flebolitos o ganglios
linfáticos
calcificados. Las
calcificaciones
abdominales
(digestivas) que están
en el cuadrante
superior derecho
pueden confundirse
con litiasis urinarias,
como las que hay en
el cuadrante superior
izquierdo.

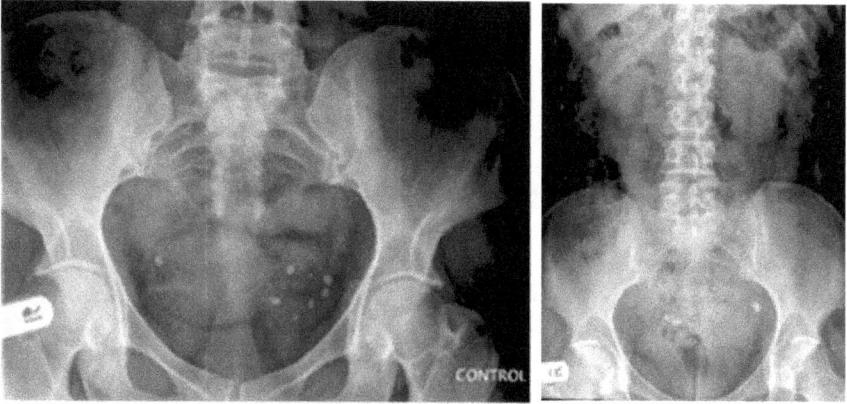

Fig. 4.1.42. Clips de ligadura de trompas de Falopio.

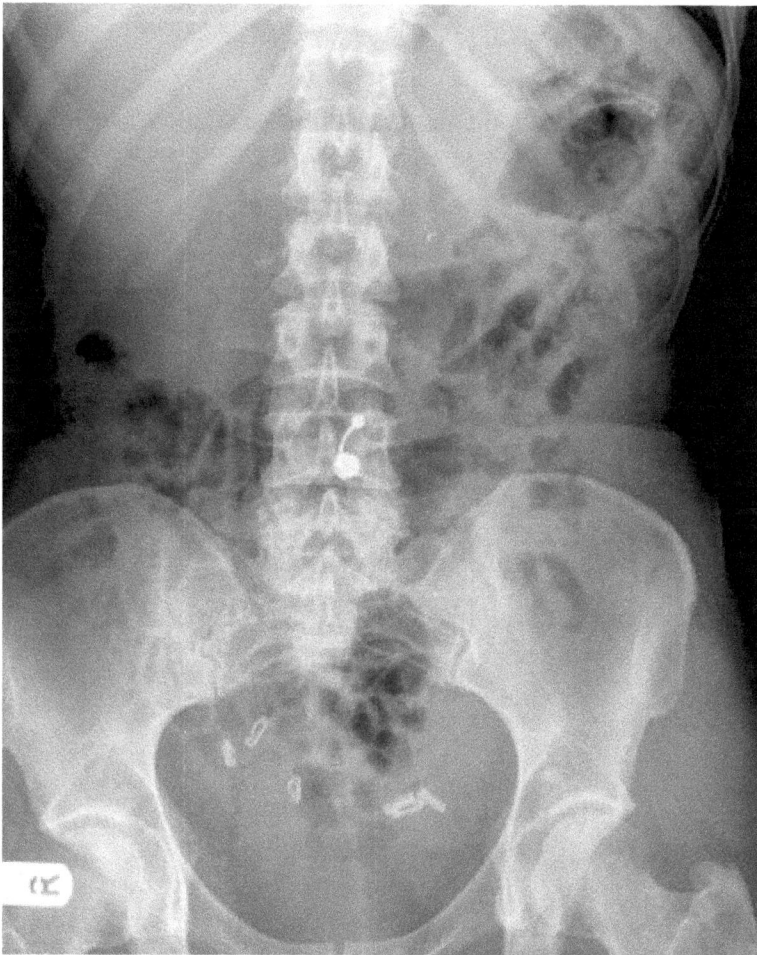

Fig. 4.1.43. Aro metálico de joyería en la pared abdominal a nivel umbilical.
Se ven clips de una sutura mecánica gástrica y clips en las trompas de Falopio a
nivel pélvico.

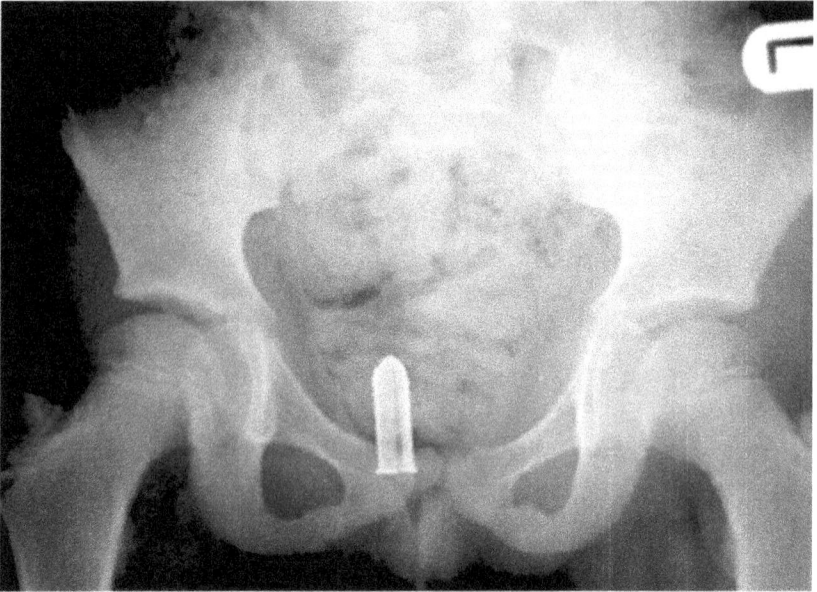

Fig. 4. 1.44. Tapa de un lápiz de cejas removido de la vagina.[28]

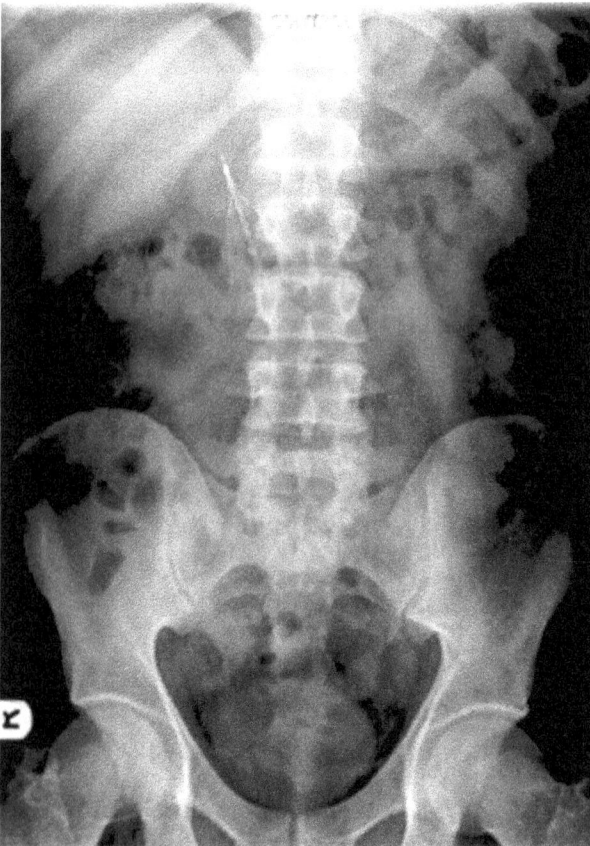

Fig. 4.1.45. Filtro de vena cava para prevenir embolismo pulmonar en un paciente con un tumor renal izquierdo. Sombra renal derecha normal. Vejiga llena.

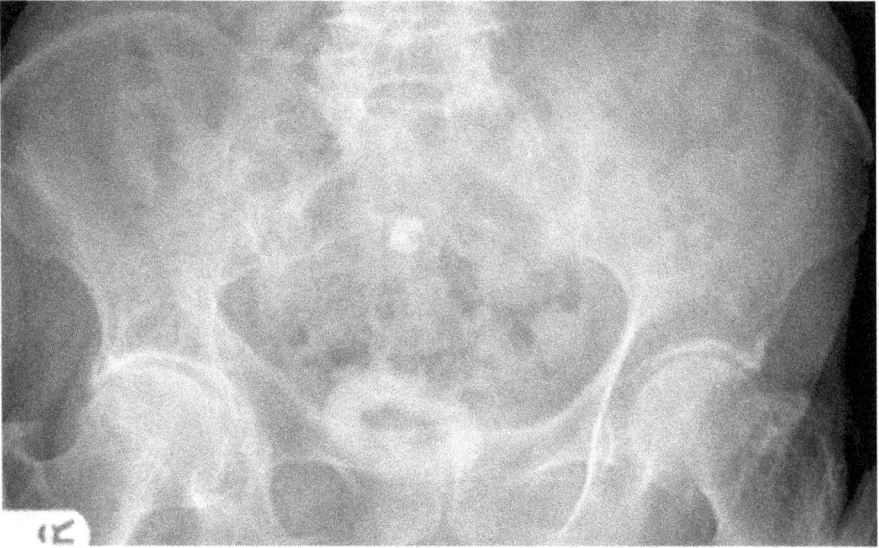

Fig. 4.1.46. Pesario vaginal. Calcificación extra-urinaria pélvica intestinal o uterina.

Fig. 4.1.47. Cuerpo extraño rectal botella de desodorante.

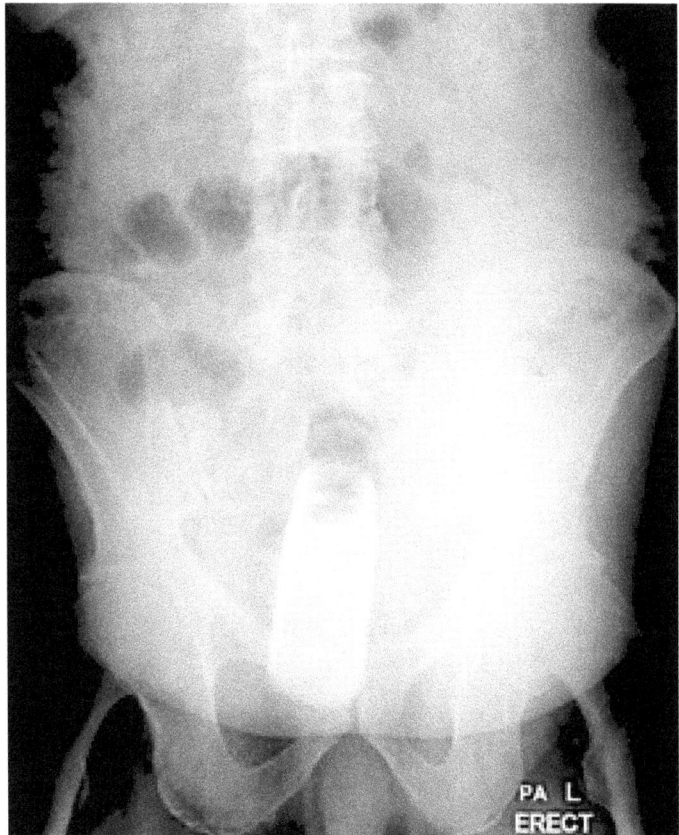

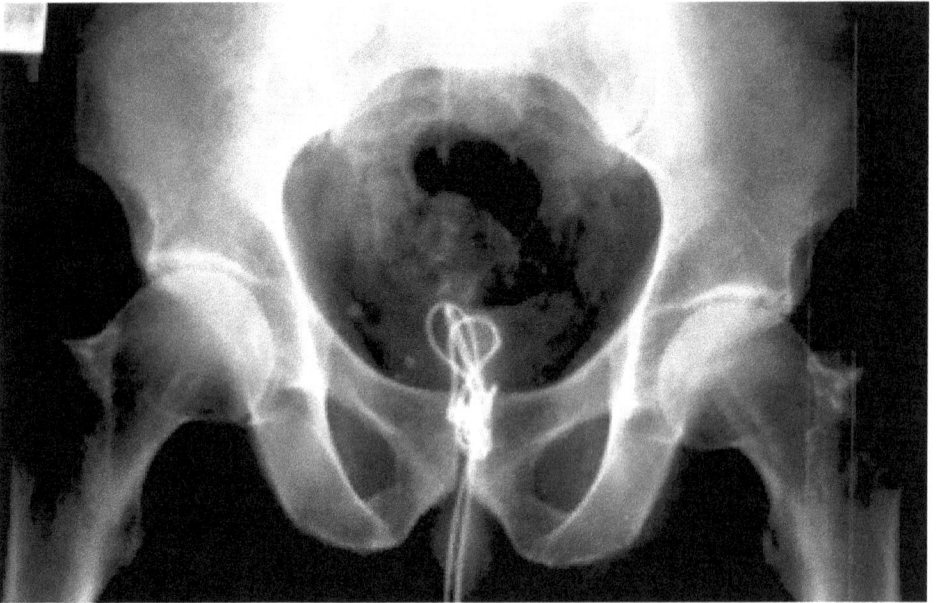

Fig. 4.1.48. Cable de electricidad usado como cuerpo extraño en la uretra masculina.[29]

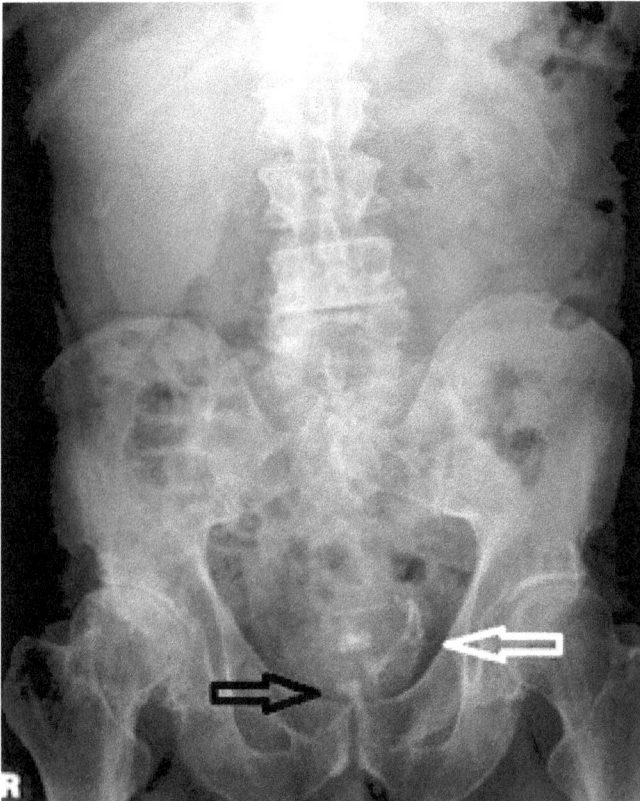

Fig. 4.1.49. Crema hemorroidal radiopaca en el recto (flecha blanca) y pequeña litiasis vesical (flecha negra).

Fig. 4.1.50.
Dispositivo
intrauterino
metálico. Se
ve
claramente el
gas en el
colon.

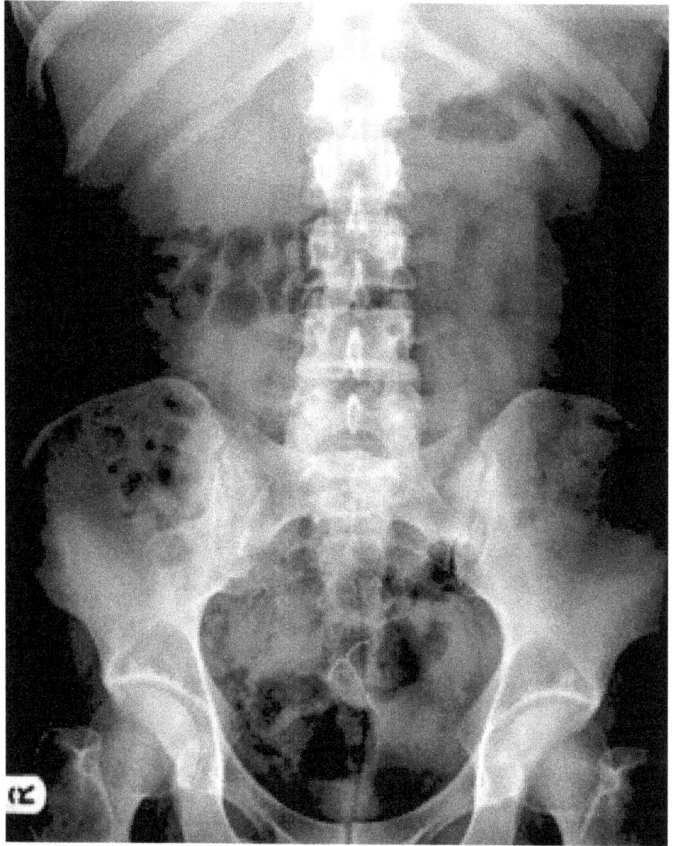

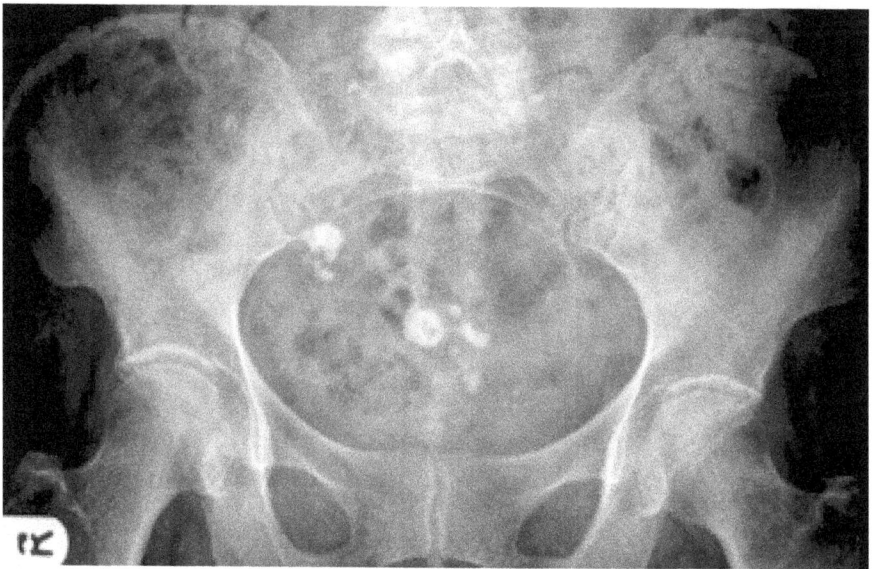

Fig. 4.1.51. Calcificaciones uterinas.

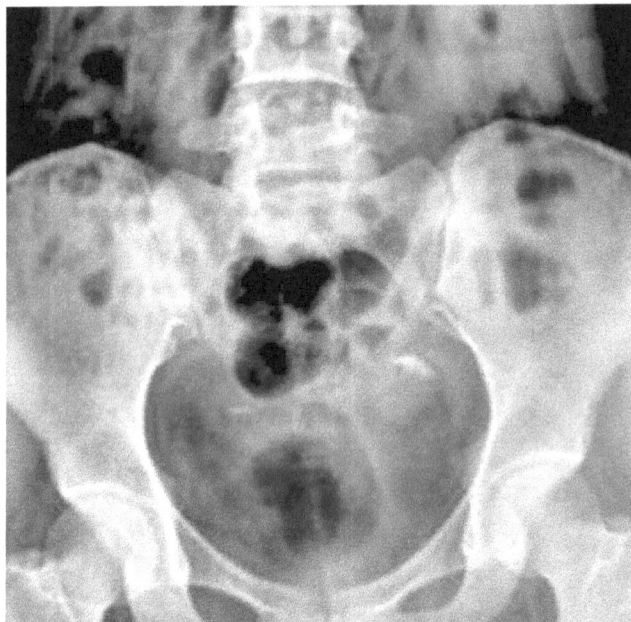

Fig. 4.1.52. Calcificación pélvica izquierda es un quiste dermoide.

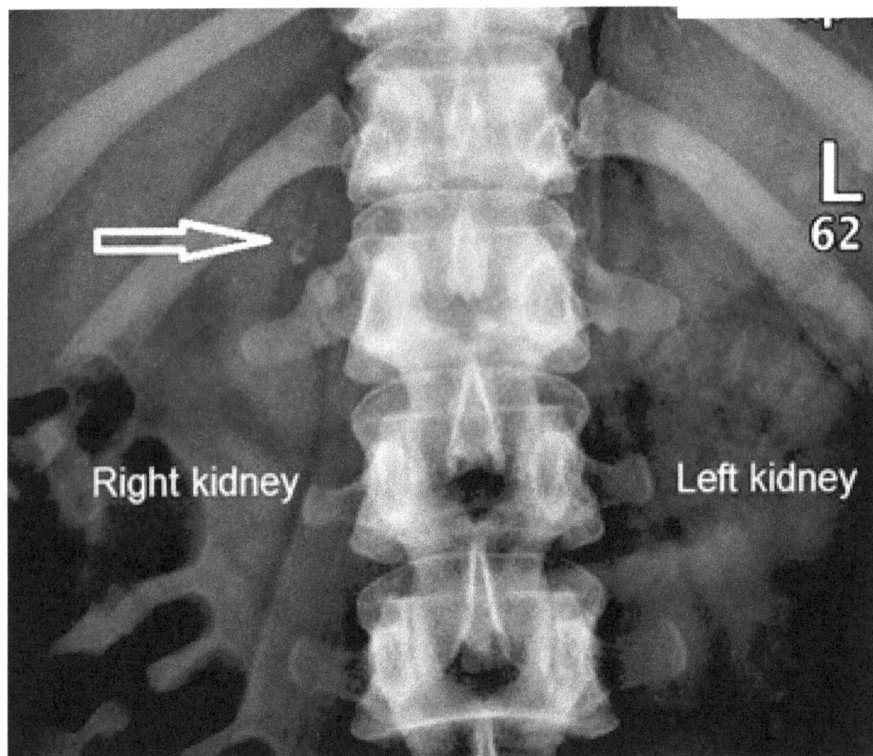

Fig. 4.1.53. Calcificación adrenal derecha (flecha blanca). El contorno de ambos riñones se ve claramente.[30]

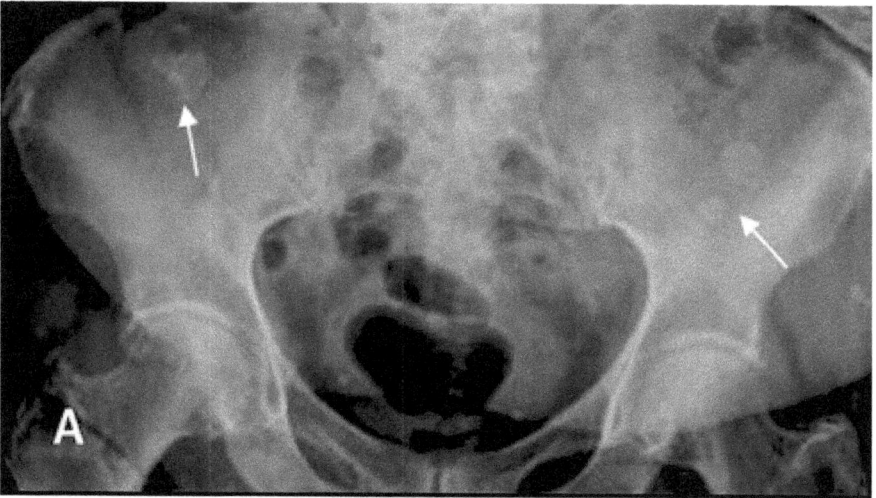

Fig. 4.1.54. Granulomas intramusculares calcificados relacionados con inyección de medicación glútea (flechas blancas).

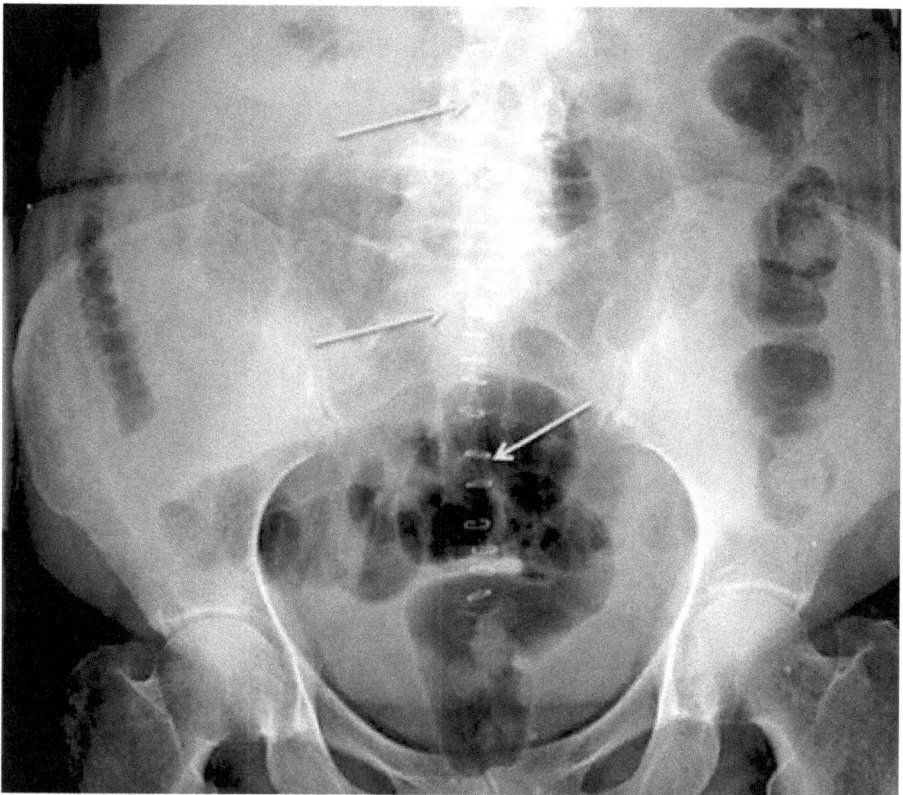

Fig. 4.1.55. Clips metálicos de cierre de piel en una incisión mediana (flechas blancas).

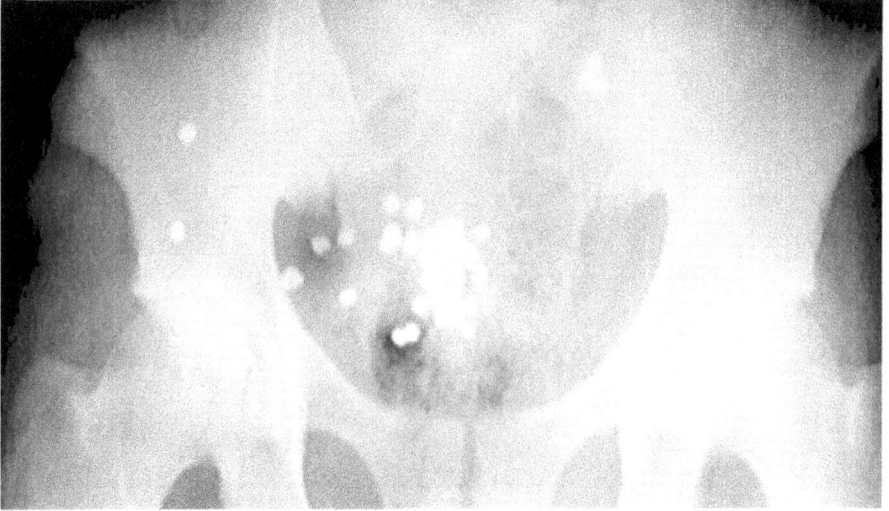

Fig. 4.1.56. Municiones de plomo sobre la pelvis.

4.2. Imágenes de densidad media o grises en la radiografía.

Incluyen:

- Masas abdominales (órganos y tumores).
- Fluidos en el área abdominal (ascitis, orina, etcétera).
- Desplazamiento colónico por renomegalia.

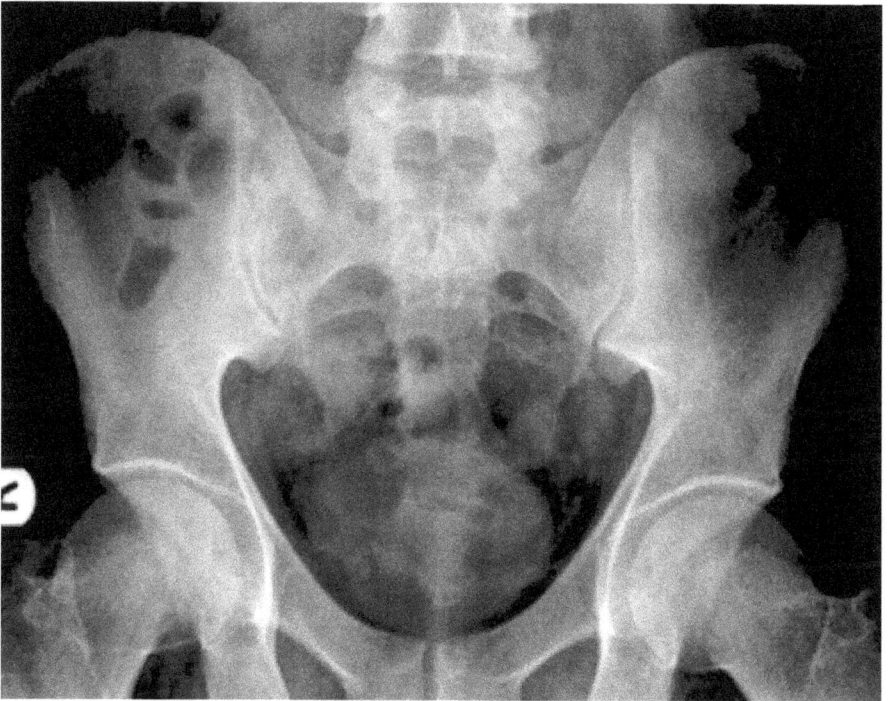

Fig. 4. 2.1. Sombra vesical de densidad comparable a los tejidos blandos (como el músculo psoas).

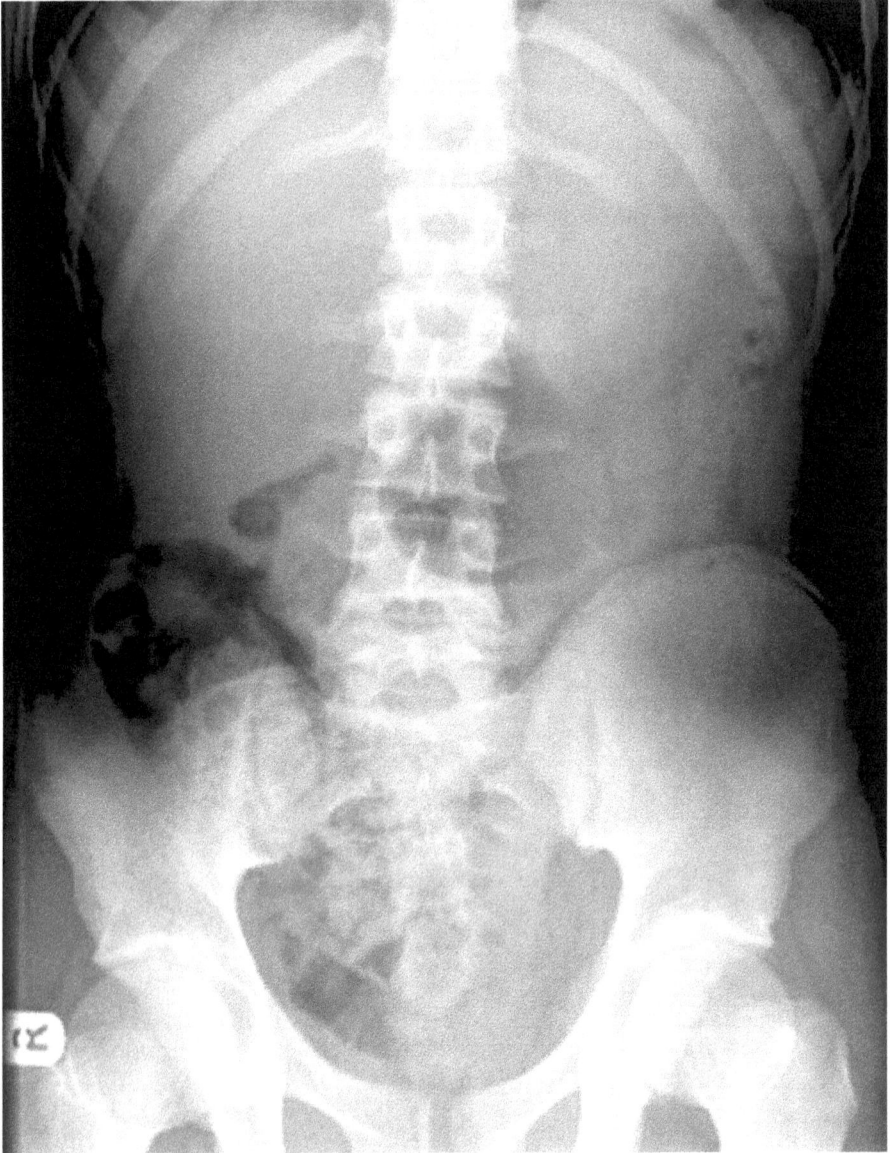

Fig. 4.2.2. Desplazamiento inferior del ángulo derecho del colon (gas). Debido a tumor en la fosa lumbar derecha (cuadrante superior derecho).

4.3. Imágenes de densidad baja o más oscuras en la radiografía.

Incluyen:

- Neumoperitoneo: perforación del estómago o intestinos (gas sub-diafragmático).
- Gas en la vía biliar.
- Abscesos abdominales.
- Gas en el intestino delgado (aumentado en íleo).
- Gas retroperitoneal.

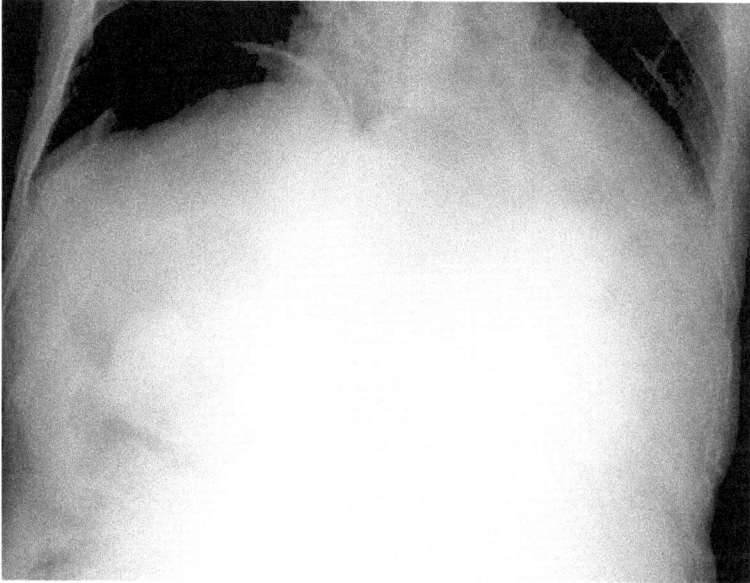

Fig. 4.3.1. Neumoperitoneo gas sub-diafragmático.

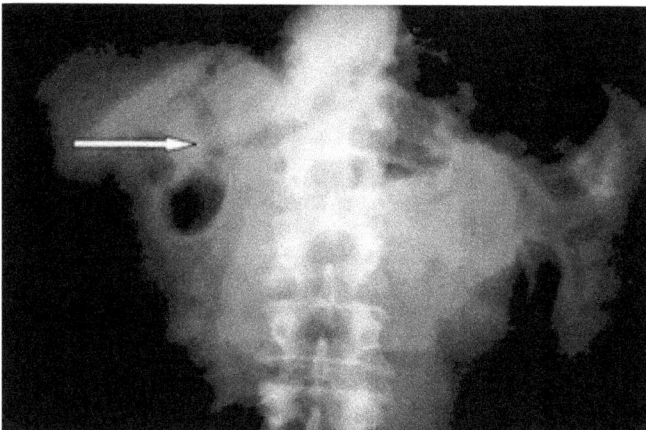

Fig. 4.3.2. Gas en la vesícula biliar (flecha blanca).[31]

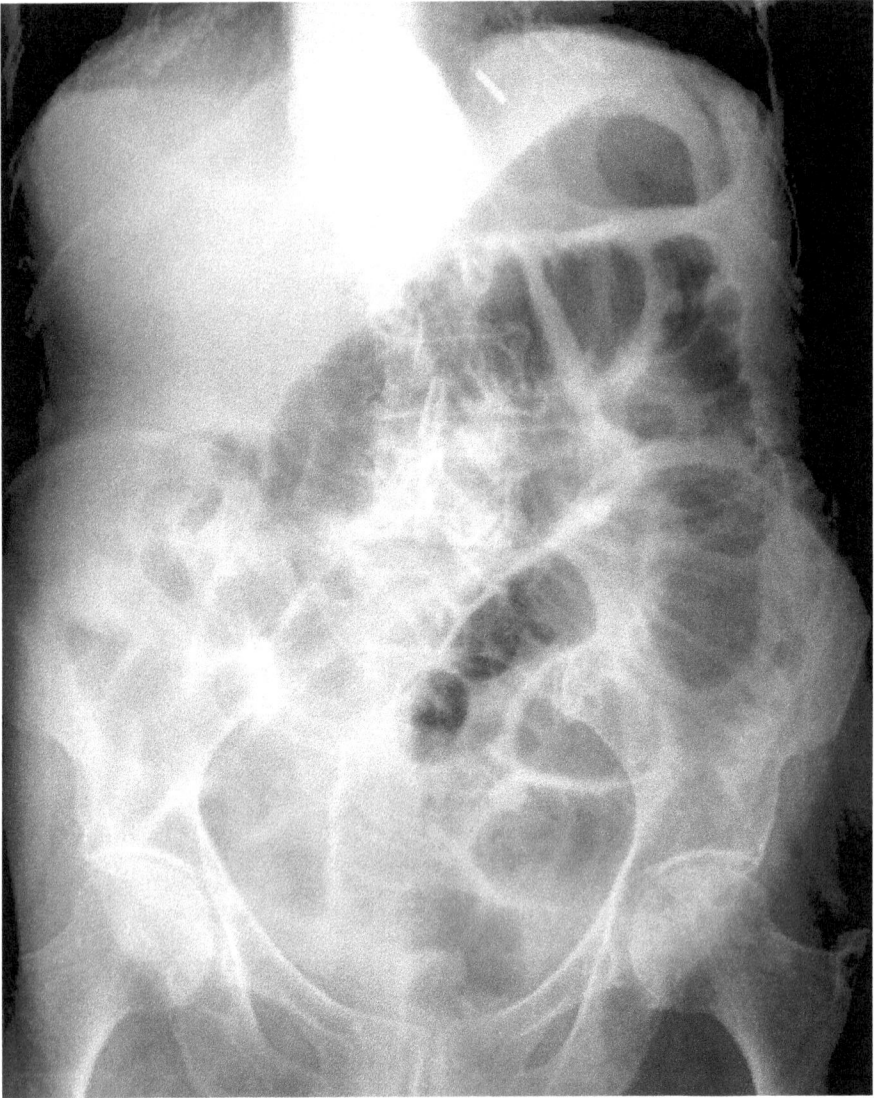

Fig. 4.3.3. Gas en el intestino delgado sin niveles. Paciente con íleo post-operatorio.

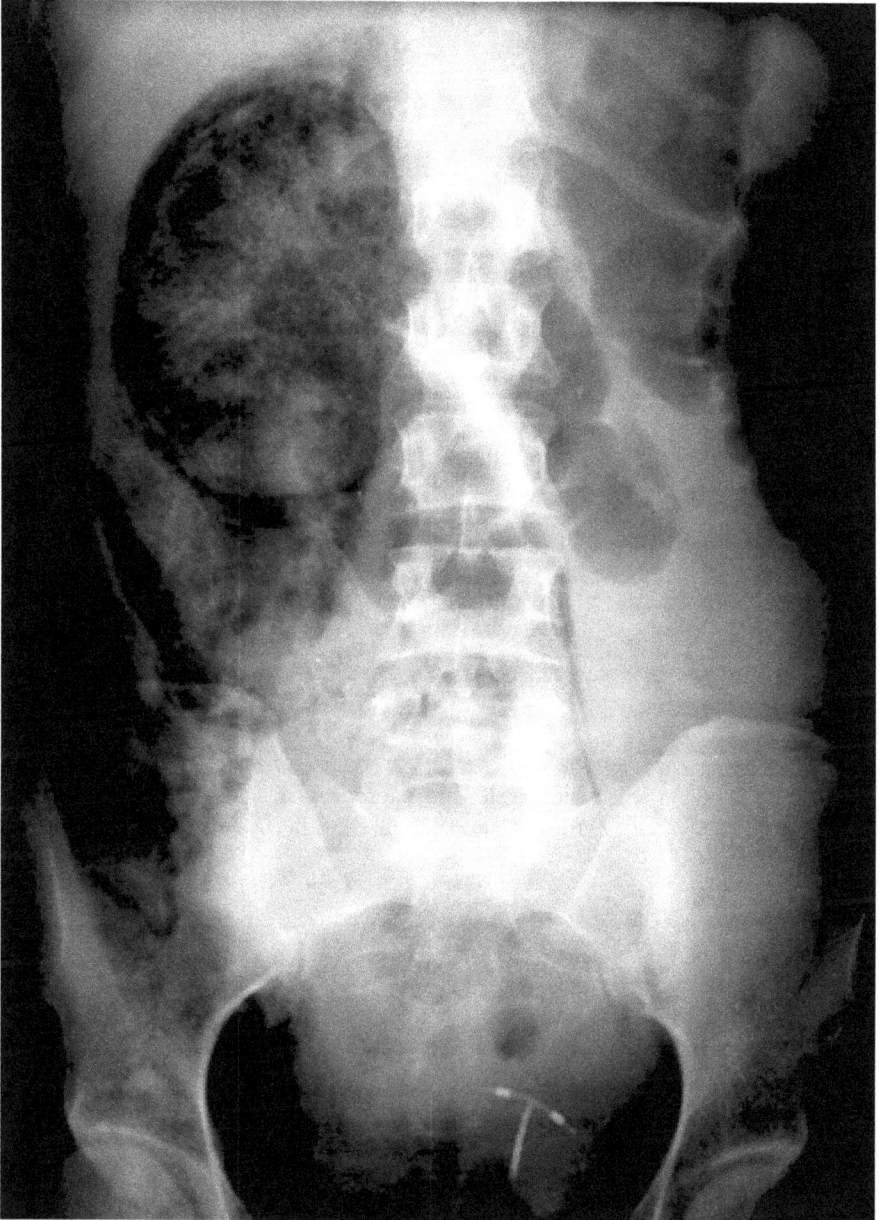

Fig. 4.3.4. Pielonefritis enfisematosa del riñón derecho. Dispositivo intrauterino.[32]

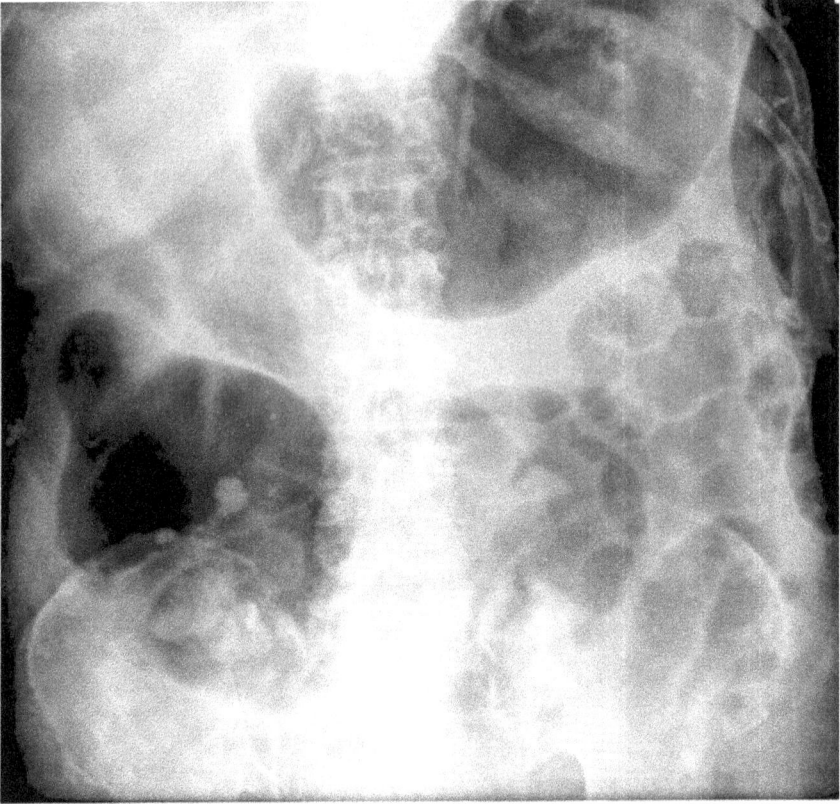

Fig. 4.3.5. Gas en el colon sin niveles hidroaéreos y calcificaciones abdominales extra-urinarias a nivel digestivo.

4.4. Imágenes de densidades mixtas.

Incluyen:

- Oclusión intestinal con niveles de densidad gas y líquido (hidroaéreos).

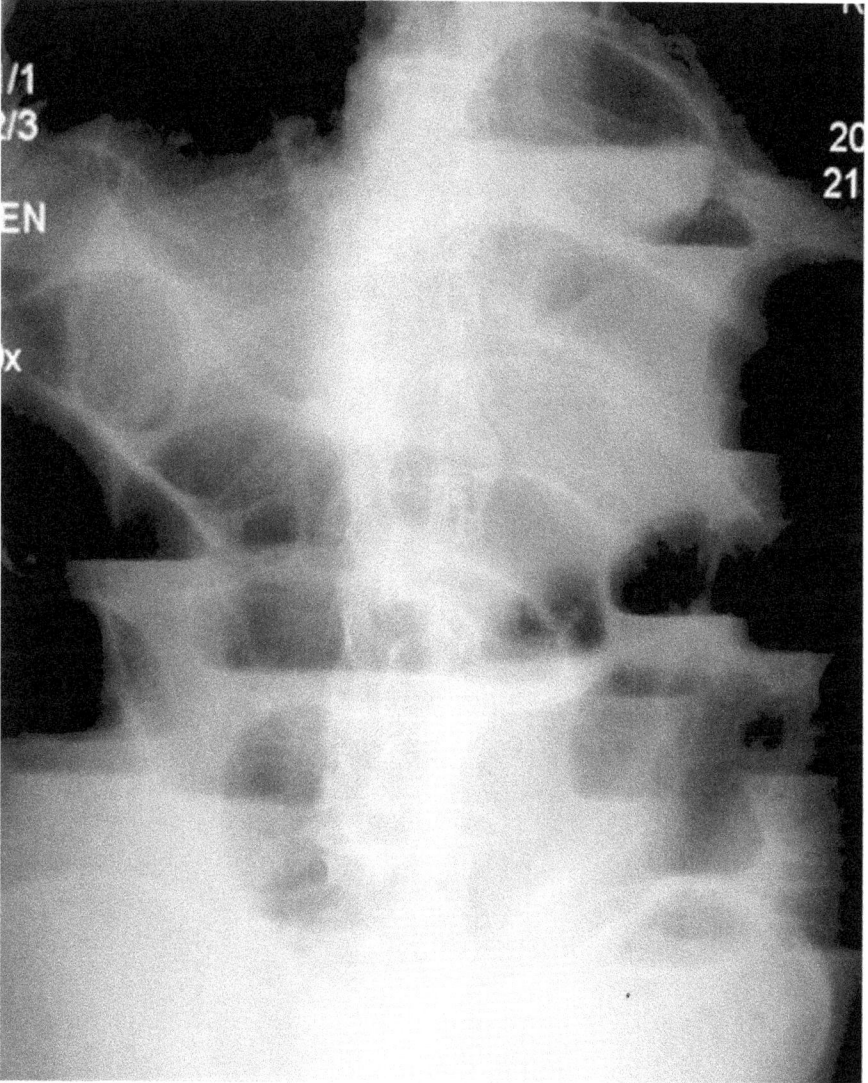

Fig. 4.4.1. Oclusión de intestino delgado con múltiples niveles hidroaéreos.[33]

Capítulo 5. Cuidados.

Factores que alteran los resultados:

- Gas digestivo.
- Obesidad.
- Materias fecales.
- Fluidos.
- Lesiones ováricas o fibromas uterinos calcificados.
- Medio de contraste o Bario que haya quedado de estudios previos.
- Durante el embarazo el uso de radiación ionizante debe ser evitado. Sí se necesita una radiografía del aparato urinario, la chance de daño al feto es usualmente muy baja después de la octava semana del embarazo.

Puntos adicionales a considerar en los niños:

- Diferencias en la estructura ósea.
- Anomalías congénitas.

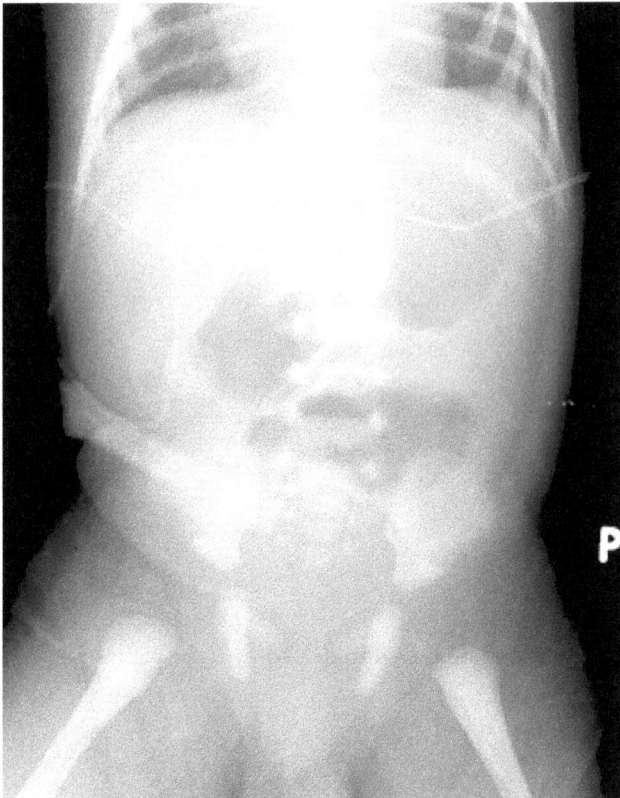

Fig. 5.1. Radiografía simple de aparato urinario de un recién nacido.

Capítulo 6. Radiografías laterales y oblicuas.

Los enfoques laterales son mandatorios cuando una estructura está sobrepuesta al tracto urinario y debe ser diferenciada de, por ejemplo, una litiasis urinaria. Estas imágenes también se necesitan para evaluar la ubicación de calcificaciones en el abdomen con respecto al aparato urinario.

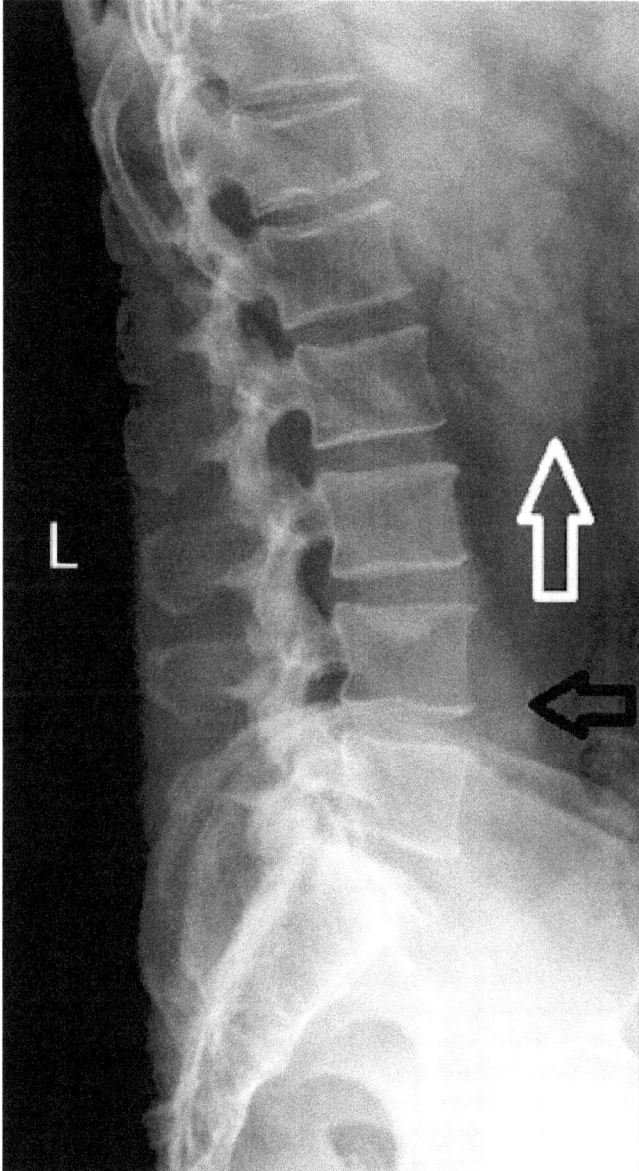

Fig. 6.1. Vista lateral normal. Las estructuras óseas se ven claramente al igual que el psoas (flecha negra) y la silueta renal (flecha blanca).

Epílogo.

Mientras trabajamos en Endourología con Graham Watson nos encontramos usando una gran cantidad de radiografías simples de aparato urinario para evaluar y tratar a nuestros pacientes.

El número de hallazgos útiles e interesantes en radiografías simples puede ser tan vasto como su propia práctica clínica. Por ello nos decidimos a crear una herramienta para ayudar y guiar a los colegas en el uso de este simple y útil examen de rayos X.

Ni este libro ni ningún otro le dará experiencia en cómo interpretar una radiografía simple del aparato urinario. Nosotros esperamos que este Manual le sirva de guía.

Dr. J. Clavijo Eisele.

Glosario.

AUS: Aparato urinario simple.
DIU: Dispositivo intrauterino.
CID: Cuadrante inferior derecho.
CII: Cuadrante inferior izquierdo.
CSD: Cuadrante superior derecho.
CSI: Cuadrante superior izquierdo.
Eco: Ecografía de aparato urinario.
EP: Embolismo pulmonar.
FID: Fosa ilíaca derecha.
FII: Fosa iliaca izquierda.
mAs: miliamperios.
OA: Osteo Artritis.
SNG: Sonda nasogástrica.
RTC: Reemplazo total de cadera.
Rx: Radiografía.
TAC: Tomografía axial computada.
TC: Tomografía computada.
TCSC: Tomografía computada sin contraste.
UDE: Urografía de excreción.
UIV: Urografía intravenosa.
VCI: Vena cava inferior.

Índice analítico.

1   Bush WH, Jones D, Gibbons RP. Radiation dose to patient and personnel during extracorporeal shock wave lithotripsy. J Urol. 1987 Oct; 138(4):716-9.

2   Dyer RB, Chen MY, Zagoria RJ. Intravenous urography: technique and interpretation. Radiographics. 2001 Jul-Aug; 21(4):799-821.

3   Johri N, Cooper B, Robertson W, Choong S, Rickards D, Unwin R. An update and practical guide to renal stone management. Nephron Clin Pract. 2010; 116(3):c159-71.

4   Henderson SO, Hoffner RJ, Aragona JL, Groth DE, Esekogwu VI, Chan D. Bedside emergency department ultrasonography plus radiography of the kidneys, ureters, and bladder vs intravenous pyelography in the evaluation of suspected ureteral colic. Acad Emerg Med 1998; 5:666-671

5   Ripollés T, Agramunt M, Errando J, Martínez MJ, Coronel B, Morales M. Suspected ureteral colic: plain film and sonography vs unenhanced helical CT. A prospective study in 66 patients. Eur Radiol. 2004 Jan; 14(1):129-36.

6   Assi Z, Platt JF, Francis IR, Cohan RH, Korobkin M. Sensitivity of CT scout radiography and abdominal radiography for revealing ureteral calculi on helical CT: implications for radiologic follow-up. AJR Am J Roentgenol. 2000 Aug; 175(2):333-7.

7   Svedstrom E, Alanen A, Nurmi M. Radiologic diagnosis of renal colic: the role of plain film, excretory urography and sonography. Eur J Radiol 1990; 11:180-183.

8   Liu CW, Tsai TY, Li YF, Lin LC, Wang SJ. Infected primary non-Hodgkin lymphoma of spine. Indian J Orthop 2012; 46:479-82.

9   Spina bifida occulta am Kreuzbein. www.commons.wikimedia.org. 2016.

10   Fuente: www.commons.wikimedia. 2016.

11   Pérez Fontes D, Blanco Parra M, Lema Grille J, Toucedo Caamaño V, Novás Castro S, Lamas Cedrón P, Villar Núñez M. Emphysematous cystitis: case report. Arch Esp Urol. 2009 Jun; 62(5):392-5.

12   de Tarso Machado A; Procópio RJ; Botelho Evangelista F; Dumont Kleinsorge GH; Toledo Afonso C; Pinho NavarroT. Transthoracic retrograde venous bullet embolism: case report and review of the literature. J Vasc Bras. 2008; 7(4):393-396.

13   Kim JH, Hong JC, Kim MS, Kim SH. Sacral nerve stimulation for treatment of intractable pain associated with cauda equina syndrome. J Korean Neurosurg Soc. 2010 Jun; 47(6):473-6.

14   Catalano O, Nunziata A, Altei F, Siani A. Suspected ureteral colic: primary helical CT versus selective helical CT after unenhanced radiography and sonography. Am J Roentgenol 2002; 178:379-86.

15   ACR Appropriateness Criteria for acute onset flank pain, suspicion of stone disease. National Guideline Clearinghouse. www.guidelines.gov. 2005.

16   Haddad MC, Sharif HS, Abomelha MS, et al. Colour Doppler sonography and plain abdominal radiography in the management of patients with renal colic. Eur Radiol 1994; 4:529-532.

17   Guidelines for Acute Management of First Presentation of Renal/Ureteric Lithiasis. www.baus.org.uk. 2012.

18   EAU Guidelines. Urolithiasis. www.uroweb.com. 2014.

19   Caso cortesia de Dr. H Knipe. www.radiopaedia.org. 2015.

20   Fuente: www.wikidoc.org. 2015.

21   Modificado de: www.radiologypics.com. 2015.

22   Caso cortesia de Dr. J Jones. www.radiopaedia.org. 2014.

23   Caso cortesia de Dr. F Gaillard. www.radiopaedia.org. 2015.

24   Porcelain gallbladder. www.commons.wikimedia.org. 2014.

25   Caso cortesia de Dr. M Osama Yonso. www.radiopaedia.org. 2015.

26   Bonamigo TP, Erling Jr. N, Salles M. Back pain and infrarenal abdominal aortic aneurysm. J Vasc Br 2004; 3(4):401-2.

27   Fuente: www.ierano.com. 2015.

28   Esmaeili M, Mansouri A, Ghane F. Foreign Body as a Cause of Vaginal Discharge in Childhood. Iranian Journal of Pediatrics, Vol. 18, No. 2, June, 2008, pp. 187-190.

29   Stravodimos KG, Koritsiadis G, Koutalellis G. Electrical wire as a foreign body in a male urethra: a case report. www.openi.nlm.nih.gov. 2014.

30   Caso cortesia de Dr. H Salam. www.radiopaedia.org. 2015.

31   Mohamed A, Bhat N. Gall Stone Ileus: A Rare Complication of Gallstone Disease. Case Report and Literature Review. The Internet Journal of Surgery. 2008 Volume 21 Number 1.

32   Caso cortesia de Dr. M T Niknejad. www.radiopaedia.org. 2015.

33   Bowel obstruction. www.commons.wikimedia.org. 2014.

www.ingramcontent.com/pod-product-compliance
Lightning Source LLC
Chambersburg PA
CBHW070811210326
41520CB00011B/1908